經絡瑜伽

對症自療全書

中醫經絡穴道對應瑜伽動作，
到位伸展和穴位按壓打通堵塞氣血，一個動作立刻有感！

〔漢方醫學瑜伽老師〕高村昌壽／著
黃薇嬪／譯

經絡穴道搭配瑜伽，
找回舒暢的身心

大家或許一聽到「中醫」，就會想到神奇的民俗療法。不過，針灸和中醫等等傳統醫學，也是世界衛生組織（WHO）承認的正式治療方式。近年來，專家發現全身的筋膜分佈，與針灸治療的基礎「經絡」相似，其效果也在經驗上與科學上陸續得到證實。

我在高中和大學時代打英式橄欖球，親眼見證了中醫治療的效果之後，決心走上這條路。過程中我又接觸了瑜伽，經過不斷地練習，我感覺身體充滿能量，也深刻感受到大自然循環的真理。

後來我注意到，將針灸治療搭配瑜伽，能夠更進一步提昇治療效果，於是設計出經絡瑜伽、穴道瑜伽等動作。許多患者告訴我，那些原本說不出病名的不舒服情況都改善了。

中醫基本上就是要在生病之前「防患於未然」，希望各位也能夠藉由本書的瑜伽，改善氣滯等等情況，找回順暢的身心循環。

漢方醫學瑜伽老師

高村昌壽

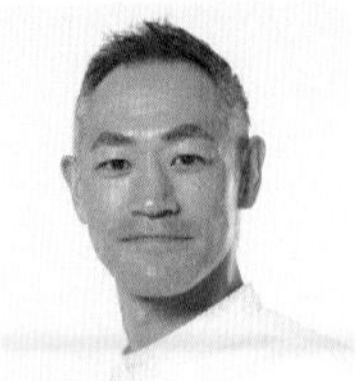

contents

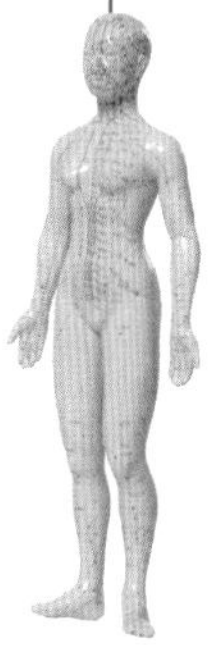

Part 2 用瑜伽打通經絡，改善各種疼痛不適

Part 3 溫灸瑜伽

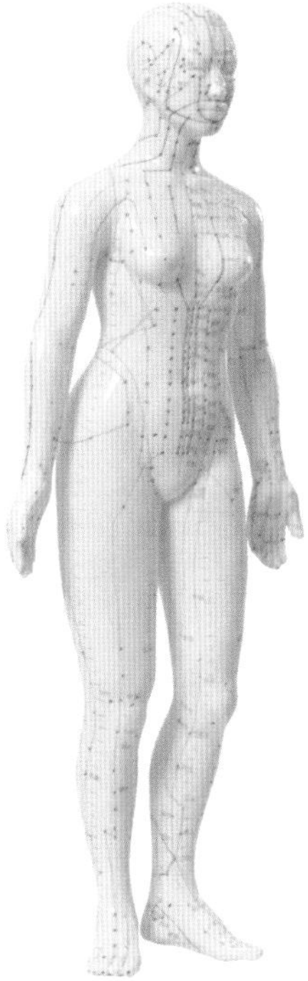

首先在沒有按壓穴道的前提下前彎，接著以拇指按住手腕上的「養老」穴道，再前彎看看，會發現幅度大大地增加了！

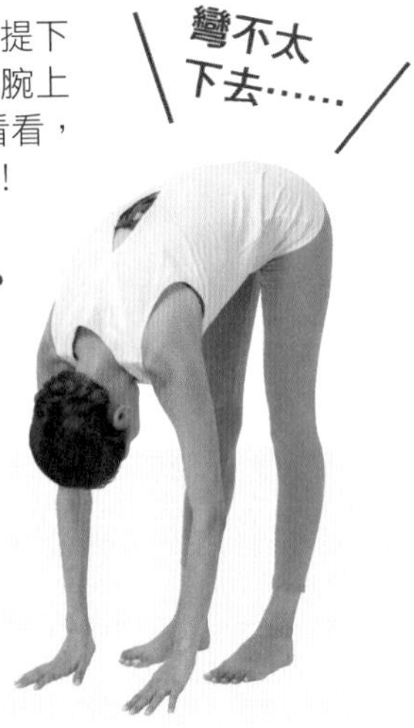

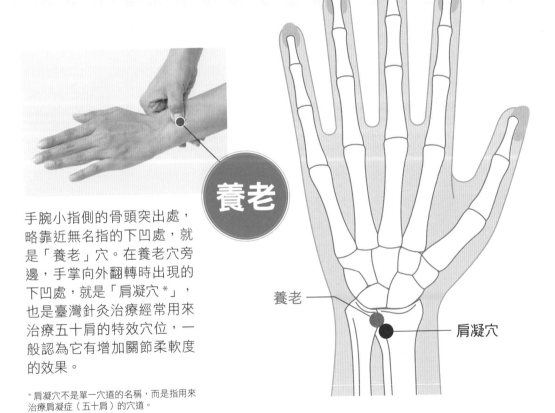

(按按穴道) 身體會有驚人改變！❶

按壓養老穴道，立刻增加前彎角度

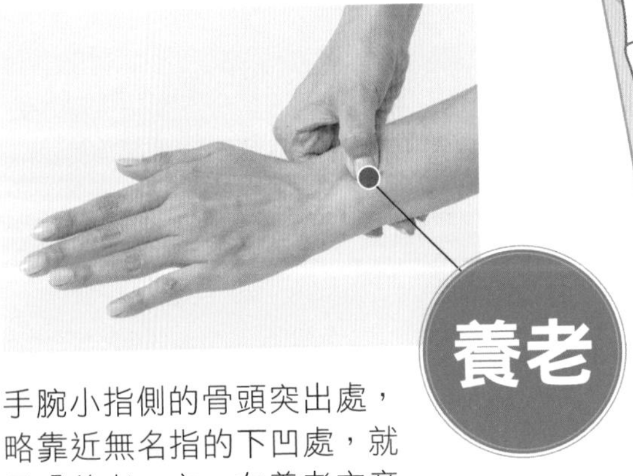

手腕小指側的骨頭突出處，略靠近無名指的下凹處，就是「養老」穴。在養老穴旁邊，手掌向外翻轉時出現的下凹處，就是「肩凝穴*」，也是臺灣針灸治療經常用來治療五十肩的特效穴位，一般認為它有增加關節柔軟度的效果。

*肩凝穴不是單一穴道的名稱，而是指用來治療肩凝症（五十肩）的穴道。

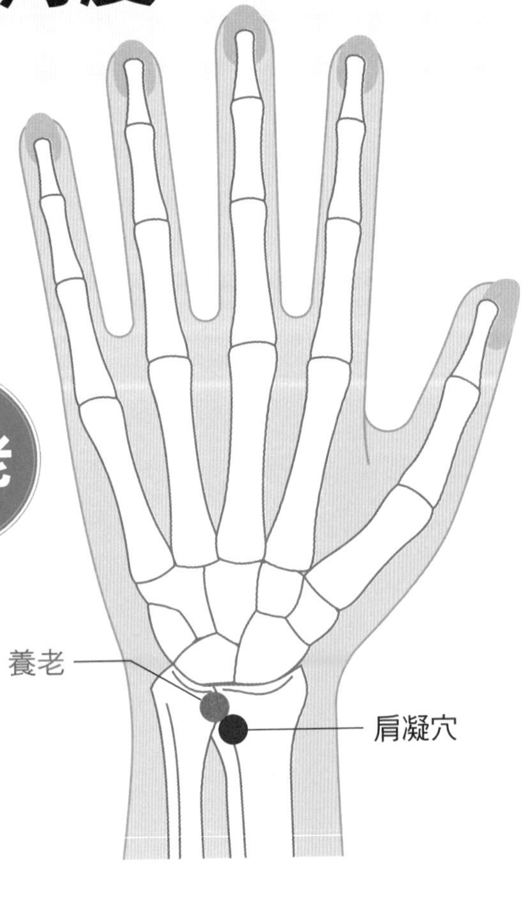

After

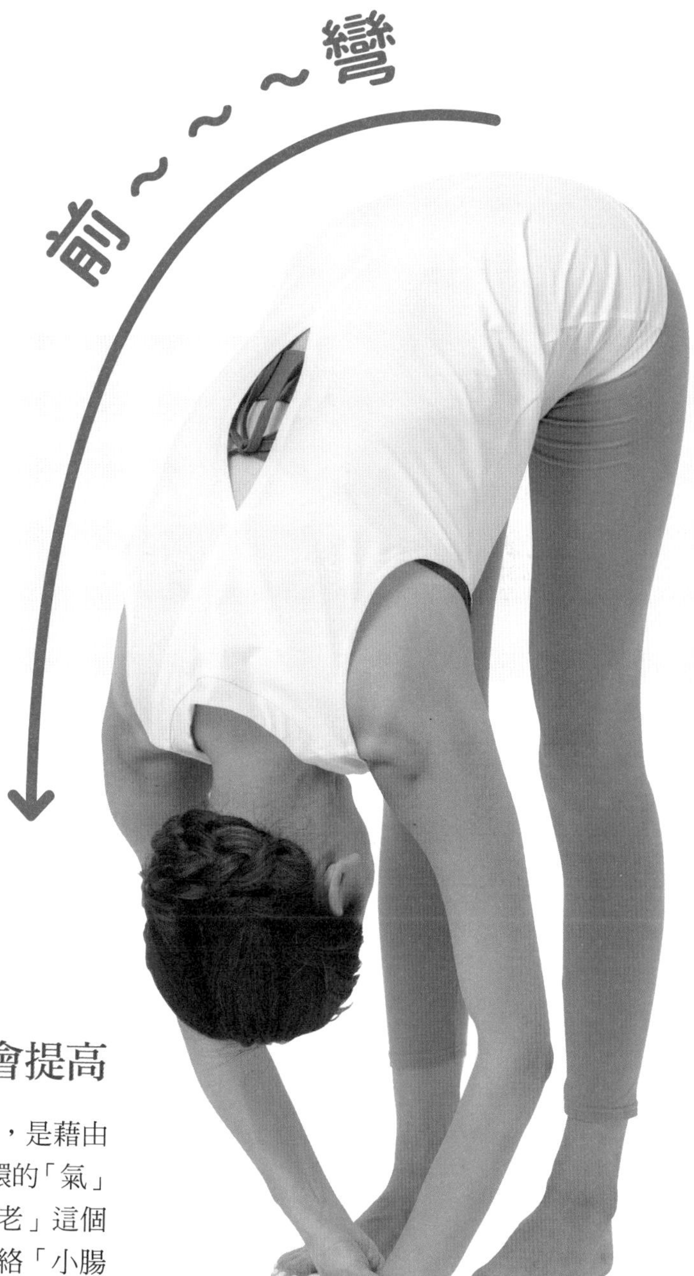

居然彎得
下去了！

連接脖子的
小腸經暢通了，
前彎柔軟度自然會提高

中醫治療的基本做法之一，是藉由按壓穴道，管理在體內循環的「氣」的進出，改善循環。「養老」這個穴道，通往連接脖子的經絡「小腸經」，按住之後就能改善堵塞在脖子附近的氣，提高頭往下壓及前彎動作整體的柔軟度。

首先採立正姿勢，身體側彎，檢查身體的僵硬程度。接著，用手指一邊按摩頭部兩側，一邊吸氣並側彎十次左右，感受彎曲幅度的變化。

Before

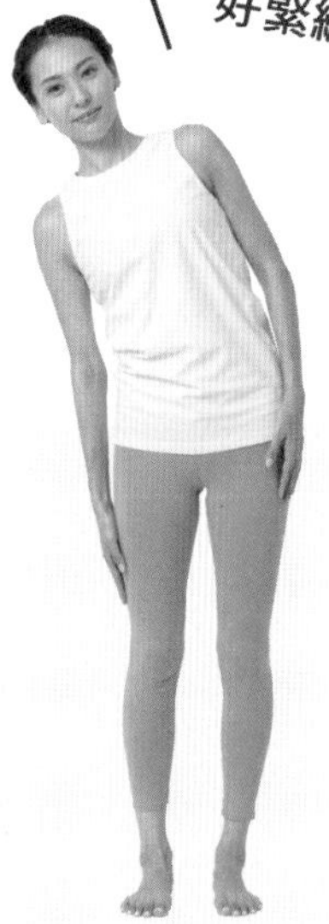

按按穴道 身體會有驚人改變！❷

按壓頭部側邊，立刻增加側彎幅度

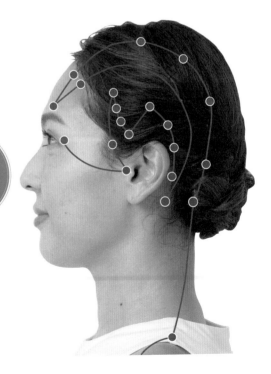

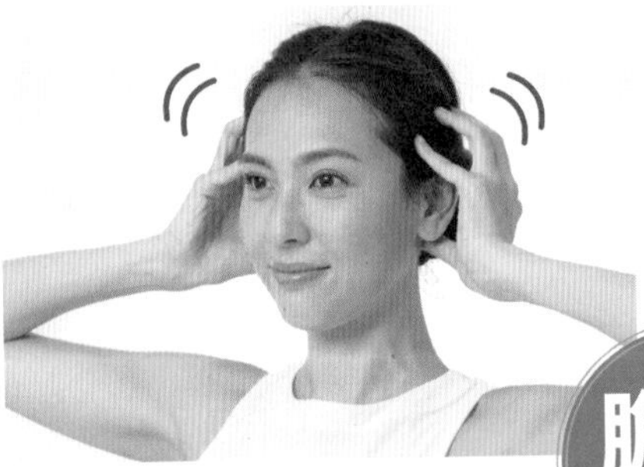

頭部側面有中醫視為能量通道的經絡之一「膽經」曲折通過，還有許多穴道聚集在此。從解剖學來看，因壓力大或其他原因，經常不自覺地咬牙切齒的人容易僵硬緊繃的「顳肌」，也正好位在此處。

After

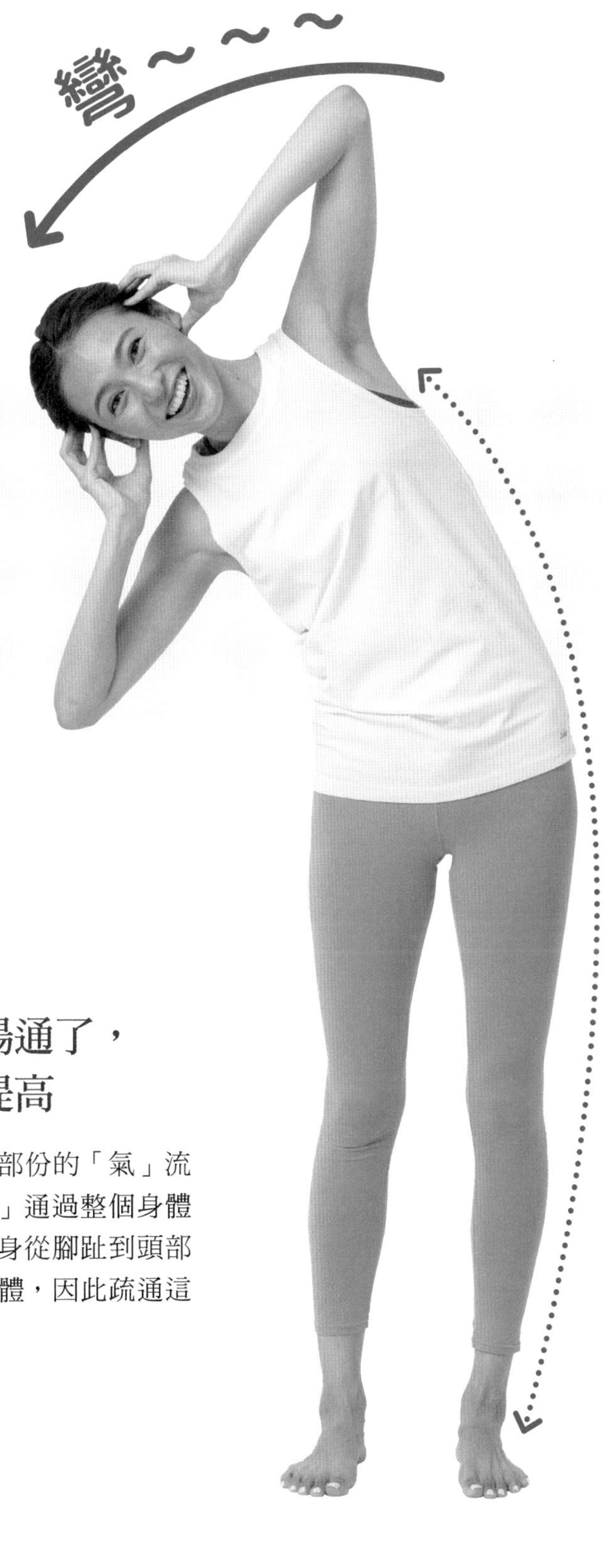

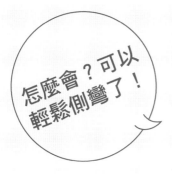

身體側面的膽經暢通了，
側彎幅度自然會提高

只要刺激部份經絡，其他部份的「氣」流也會變得更順暢。「膽經」通過整個身體側面，從解剖學來看，全身從腳趾到頭部也正好是由筋膜串連成一體，因此疏通這裡的經絡，就能輕鬆側彎。

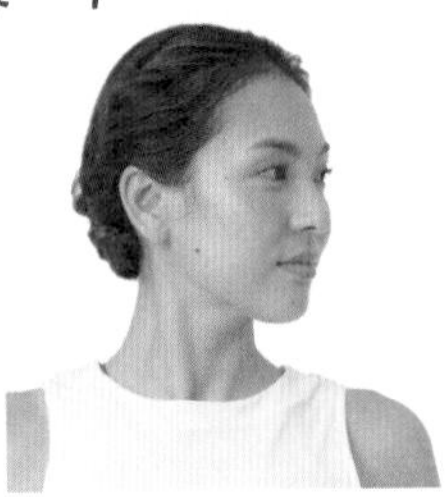
脖子左右轉動
只能到這樣…
Before

按按穴道 身體會有驚人改變！ 3

按壓頭頂百會穴，立刻改善脖子卡卡

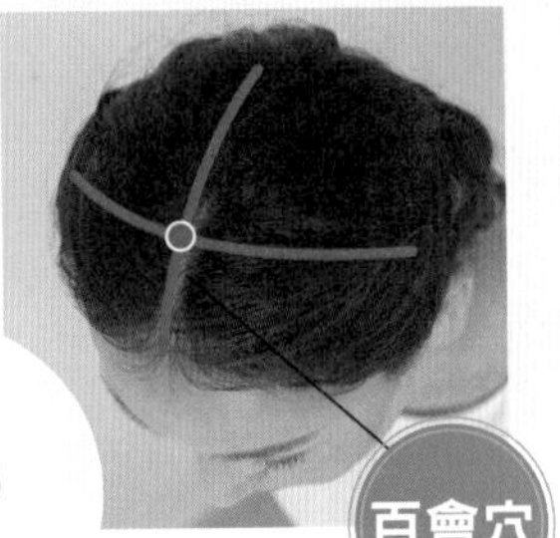

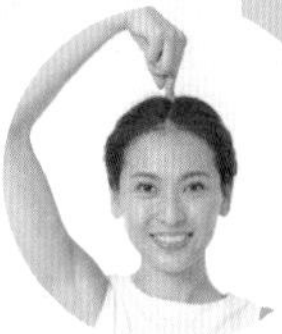

在頭頂正中

百會穴就在頭頂上，大約是臉的中線與兩邊耳尖連成的線交會處，也位在通過身體中心的經絡「督脈」上，伸出食指用力按住，會發現脖子關節好像鬆開了不少。

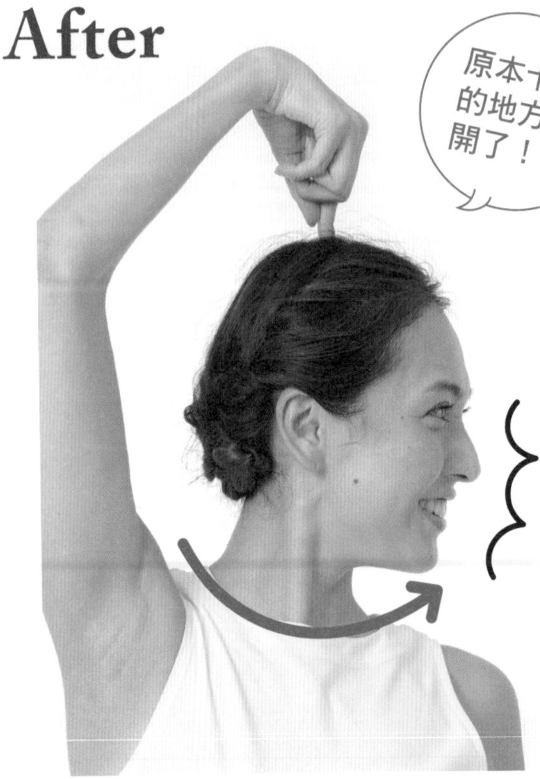
After
原本卡住的地方鬆開了！

按住頭頂的百會穴，脖子轉動的角度增加了

「百會」是赫赫有名的萬用穴道，在中醫上具有促進「氣」流順暢的效果，也與腦、脊髓和自律神經系統息息相關。按住這裡就像打開開關一樣，可以調整身體的軸心，改善脊骨活動的靈活程度。

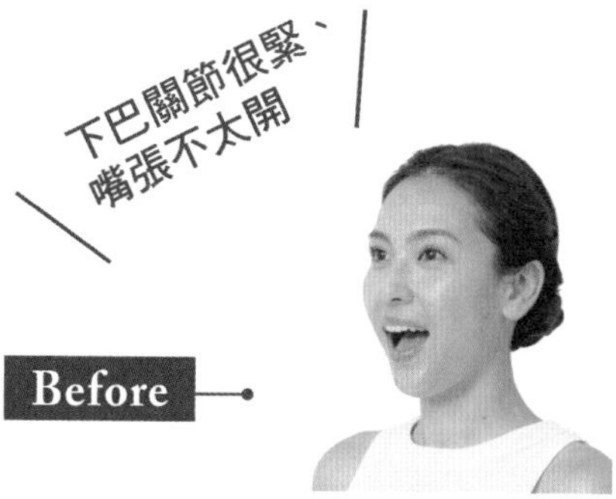
下巴關節很緊、
嘴張不太開
Before

按按穴道 身體會有驚人改變！ 4

按壓耳旁聽宮穴，立刻改善下巴緊繃

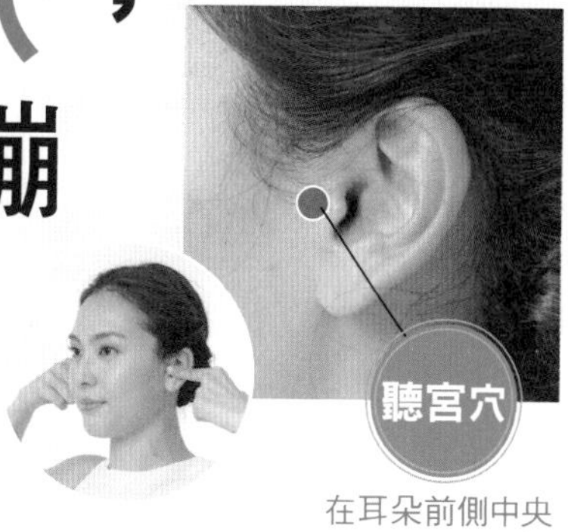

在耳朵前側中央

輕輕張開嘴巴時，下巴的關節與耳朵前方的凸起之間有個下凹處。這裡也是治療耳鳴、恢復聽力的特效穴道。手指按穴道時，必須與臉垂直。

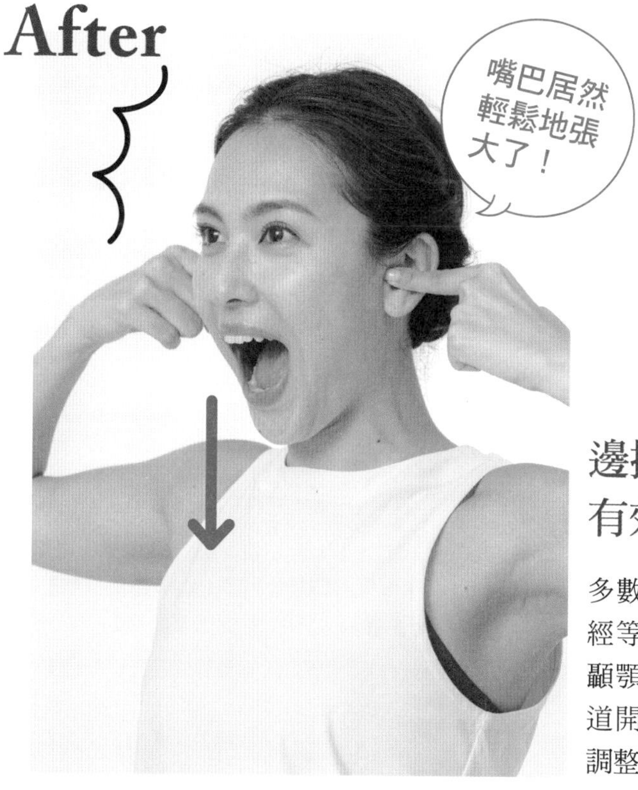
After
嘴巴居然輕鬆地張大了！

邊按壓聽宮穴邊張嘴，有效改善臉部鬆弛

多數的穴道都集中在肌肉、關節、神經等等身體重要部位上，其中，位在顳顎關節的就是「聽宮」穴。按住穴道開合嘴巴，每天做十五次，就能夠調整左右平衡，改善臉部歪斜與鬆弛。

1 中醫的基礎知識

比起單一部位的健康，更重視全身心的平衡

中醫認為人類是大自然的一部分，人的身體與大自然都存在著大宇宙共通的定律。正如同水從高處往低處流、熱空氣上升、冷空氣下降，這類大自然的道理也適用於肉體和精神方面。當中，構成自然界的要素稱為「五行」，可分成木、火、土、金、水這五類，這五大要素的存在彼此相關且保持著平衡。

五行的「滋生」關係稱為「相生」，五行透過循環相互促進、強化。另一方面，與此相反的作用力稱為「相剋」，五行中彼此對立的要素會互相抑制。

這種五行觀念也與人體的機能相通，分別對應肝、心、脾、肺、腎這「五臟」。而五臟加上包覆心臟的心包（又稱心膜），則分別對應膽囊、小腸、胃、大腸、膀胱、三焦這「六腑」，彼此相互影響發揮作用。不過，這裡的「五臟六腑」，不單指西醫所謂的臟器，廣義來說也包含臟器的功能，以及對身心的影響等各種現象。

中醫更提到，思考身體的組成、不適與疾病的成立時，必須具備的觀念是「氣、血、水（津液）」這三項要素。「氣」是在體內循環的生命動能，「血」具有提供組織養分的作用，「水（津液）」是

五行與五臟的關係

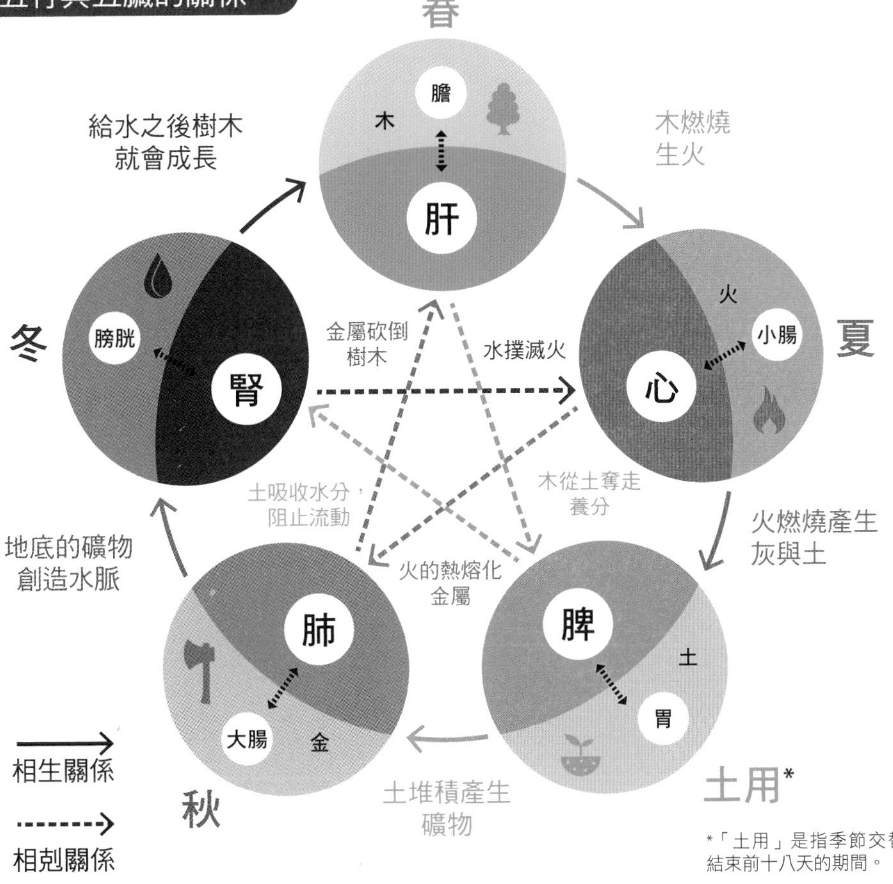

*「土用」是指季節交替結束前十八天的期間。

指滋潤體內的水分。中醫認為這三項的循環順暢，就能夠維持健康。

　而負責主導並控制的，就是五臟六腑。由此可知，把人體視為一個整體去思考，改善循環並維持平衡，是相當重要的概念。

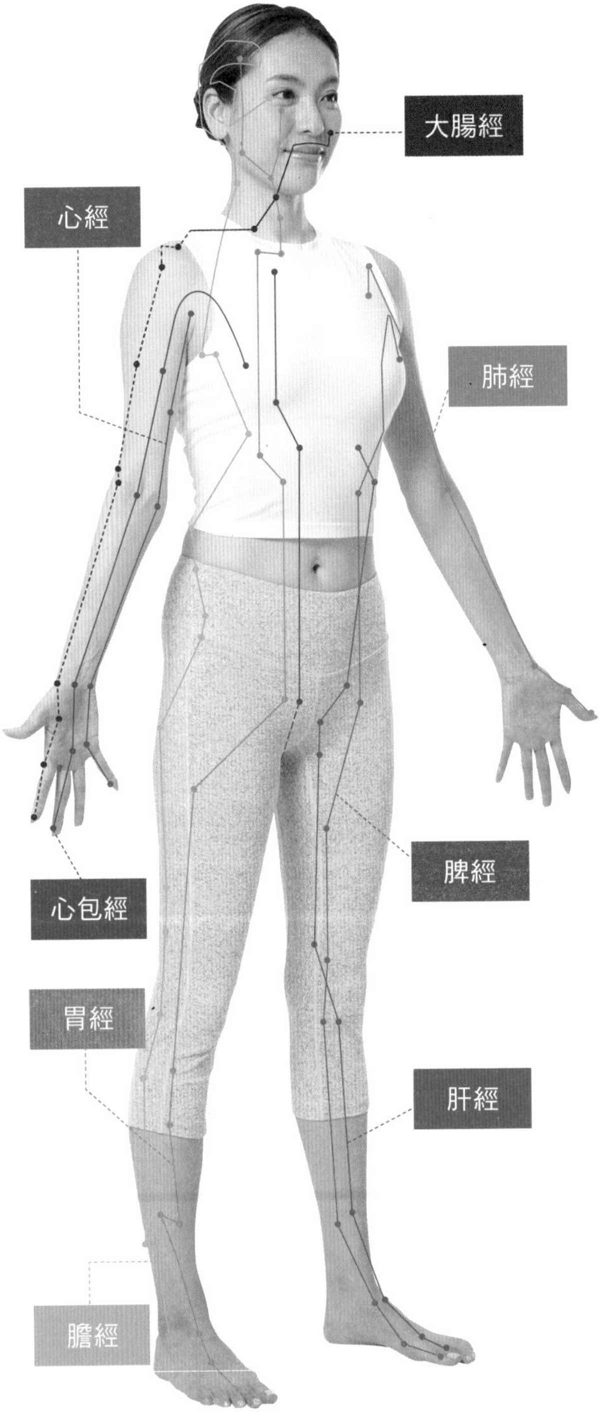

2 中醫的基礎知識

身體的痠緊痛，是健康的警示！

流通全身的十二經絡與主要經穴

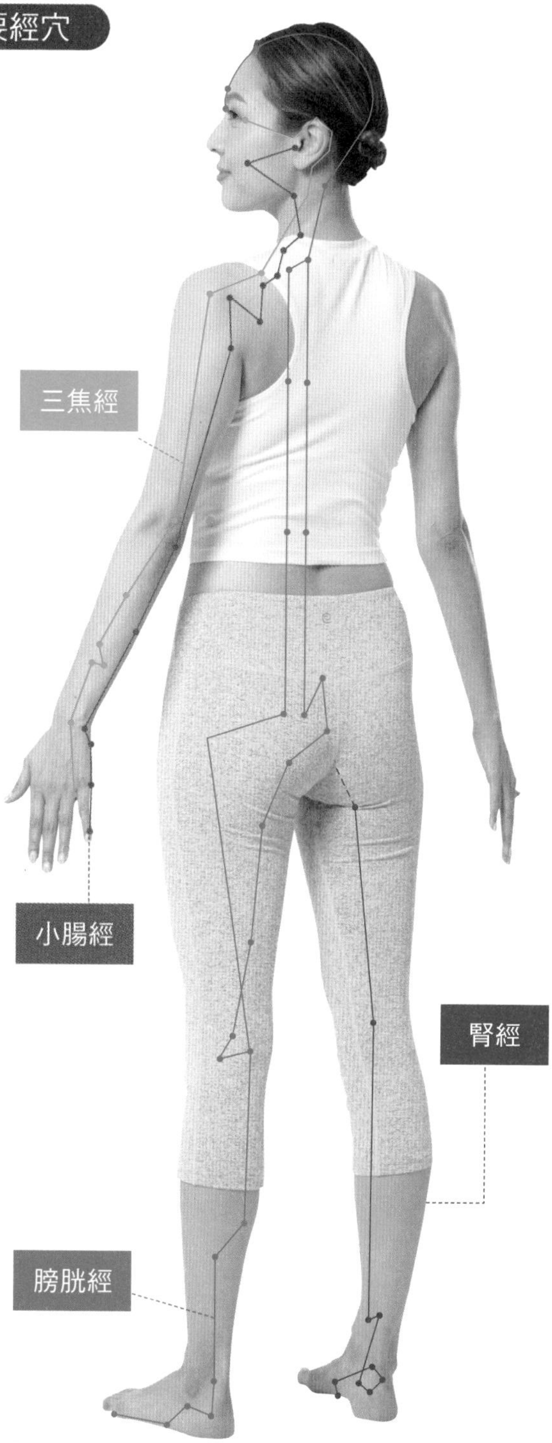

中醫稱「氣」和「血」循環的路徑為「經絡」，並且認為這些經絡遍布全身，負責調節身體機能。經絡也包括各式各樣的種類，而一般認為最重要的是連結五臟六腑與體表的十二經絡。當這些臟腑出現不適時，經絡就會氣滯不暢，並且表現在身體的各種疼痛或不適上。

中醫的診斷與治療，基本上就是利用經絡的這種特性。其中最重要的就是位在經絡上的經穴（穴道），也就是氣的出入口。刺激這裡，就能夠促進氣血循環順暢，改善不適。實踐本書的瑜伽動作時，也請務必留意經絡的走向與穴道的作用。

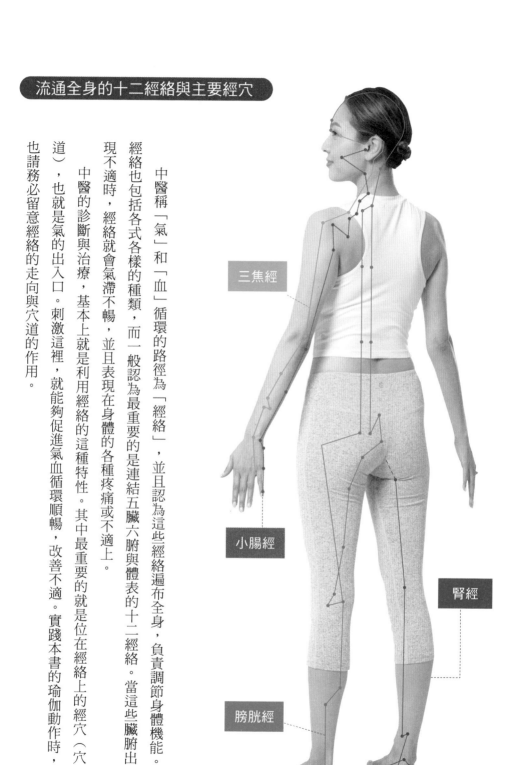

3 中醫的基礎知識

利用經絡穴道，讓身體恢復平衡運作

古代中國的自然觀基本概念就是「陰陽論」。明暗、動靜、冷熱、升降等，萬事萬物都有「陰」、「陽」對立的兩種性質，而且會各自不斷地變遷，同時保持平衡，方能成立。

這種理論在中醫的體質診斷與治療上也很重要；無論陰陽的哪一方太強或太弱，都會以身心不適的方式表現出來。

身體原本會隨著季節與時間的變化，調整陰陽，發揮功能。但是當這類功能出錯，導致你感覺身體不舒服時，就輪到中醫登場了。這種時候，你可以利用簡單的方式，刺激穴道和經絡，改善氣滯，調整平衡，治好即將生病的「未病」狀態（注：也就是中醫的「治未病」，亦即「未病先防」）。

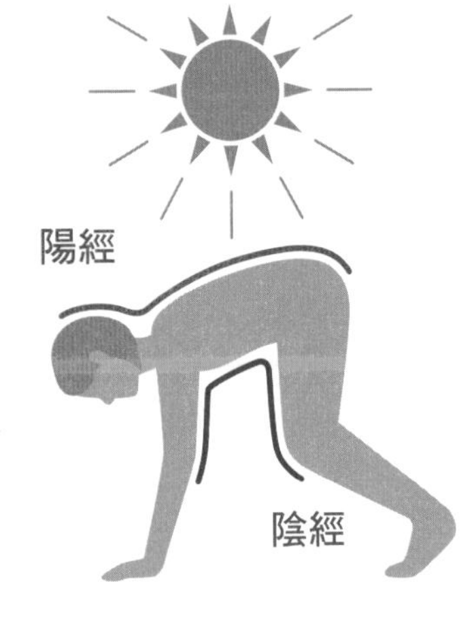

十二經絡大致上可分為「陰經」和「陽經」兩類。區分方式是，四肢著地時，太陽照得到的背部那面，均屬於「陽經」，太陽照不到的腹部那面就是「陰經」。

手腳上有方向相反的「陰經」和「陽經」

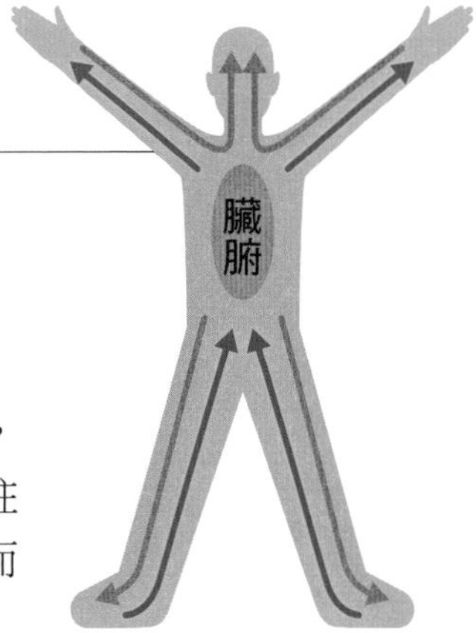

手腳的陰經、陽經走向相反。舉高雙手來看，手的陽經從手指到頭，腳的陽經是從頭到腳往下走。相反地，手的陰經是從軀幹走向手，而腳的陰經是從腳趾開始往上行。

十二經絡的「陰陽」與走向

在十二經絡中，「五臟」（包括「心包」在內的話就是六臟）屬陰，「六腑」屬陽，分別兩兩一組發揮作用。

另外，十二經絡有各自的走向，並且在末端與其他經絡依序相連，最後再回到起點，連成一圈不斷地循環。

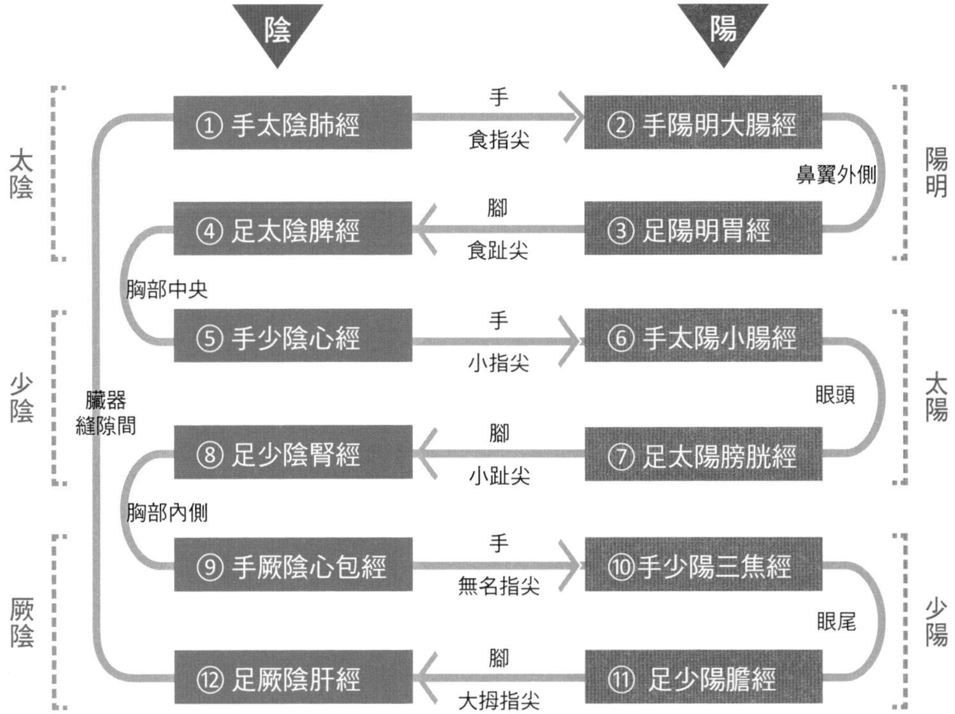

Part 01

坐姿穴道瑜伽，改善壓力引起的各種不適

「中醫×瑜伽」緩解疼痛不適的效果，用坐姿也能輕鬆體驗，非常適合久坐辦公室的上班族，當然，只要覺得身體有頭痛、肩頸僵硬、手腳冰冷等等的問題，都可以用坐姿穴道瑜伽來改善。

本章的重點在利用遍布全身的經絡之中，特別能夠集中能量的「特效穴道」，提升改善循環的效果。

只要感覺到僵硬、疲勞或心神不寧的不適時，只要立刻做做看，結合簡單的瑜伽並搭配按壓特定穴道，就能得到與單純的伸展截然不同的舒暢感！

讓瑜伽動作的效果升級！

快速打通十二經絡的特效穴道——原穴 ……020

這些身體上的小毛病，
都能用一個動作來解決

全身症狀別索引

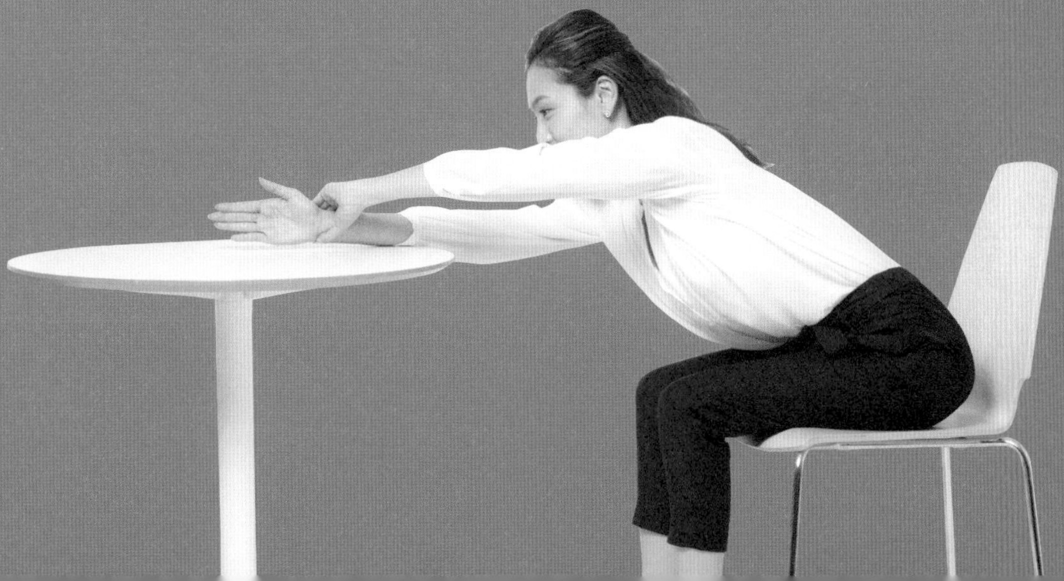

讓瑜伽動作的效果升級

快速打通十二經絡的特效穴道——原穴

中醫治療用的穴道（經穴），位在連接臟腑與體表的經絡上，是「氣」、「血」能量集中的部份。經絡一旦發生堵塞，就會反應在穴道上；反過來給予穴道刺激的話，也能夠促進經絡循環，改善不適。

穴道也有分很多種，當中的「原穴」是生命活動的基礎「原氣（＝精力）」集中的特效穴道，一按下去就會有痠脹感或舒服的疼痛感，並感覺某些身體上的不適感減輕。

手的經絡與原穴

陰經	手太陰肺經	太淵
陰經	手厥陰心包經	大陵
陰經	手少陰心經	神門
陽經	手陽明大腸經	合谷
陽經	手少陽三焦經	陽池
陽經	手太陽小腸經	腕骨

腳的經絡與原穴

陰經	足太陰脾經	太白
陰經	足厥陰肝經	太衝
陰經	足少陰腎經	太谿
陽經	足陽明胃經	衝陽
陽經	足少陽膽經	丘墟
陽經	足太陽膀胱經	京骨

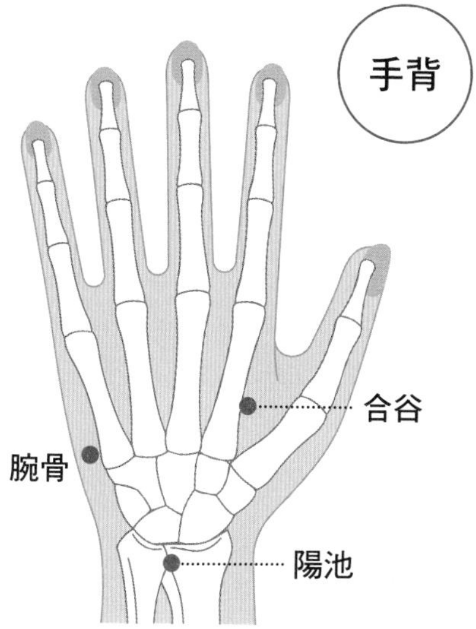
手背
合谷
腕骨
陽池

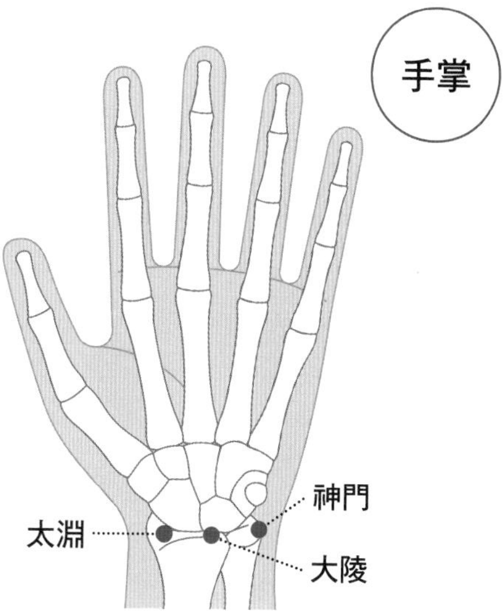
手掌
神門
太淵
大陵

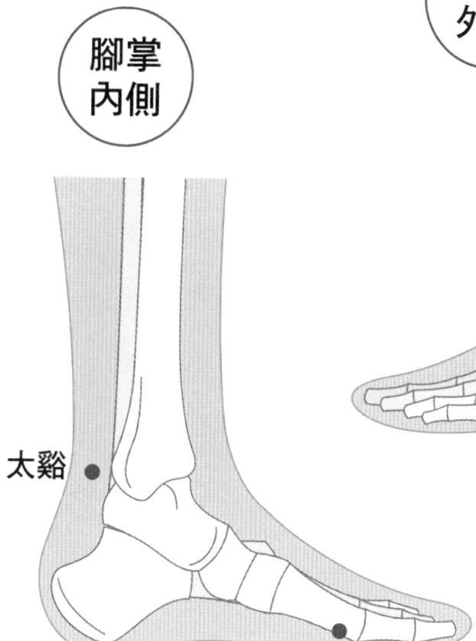
腳掌
內側
太谿
太白

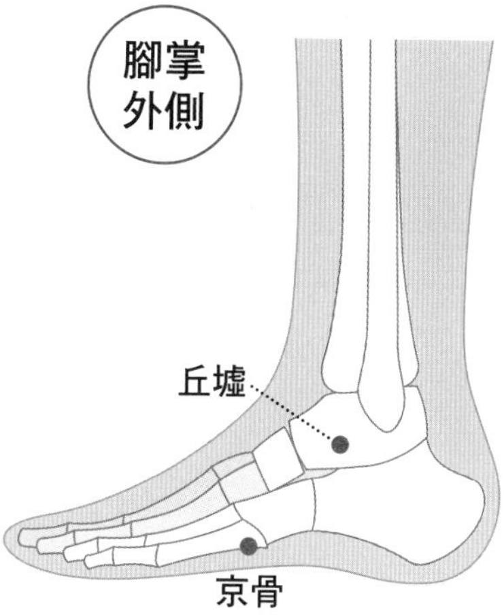
腳掌
外側
丘墟
京骨

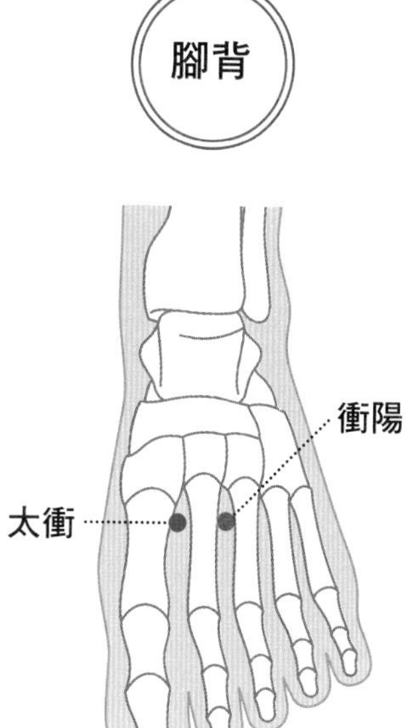
腳背
衝陽
太衝

肺經的原穴——太淵

一個動作 + 一個穴位

解決這些毛病！

咳嗽・過敏性鼻炎

太淵所在的「肺經」，掌管的是呼吸與水的動態。這裡堵住的話，很容易發生呼吸系統與鼻子的不適，或是過敏症狀。「太」是大、「淵」是又深又廣的意思，按壓刺激這個肺「氣」集中的特效穴道並伸展，就能夠感覺鼻子格外舒暢。

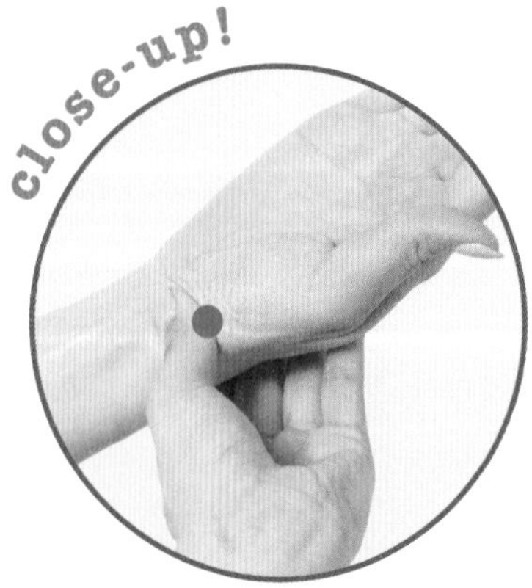

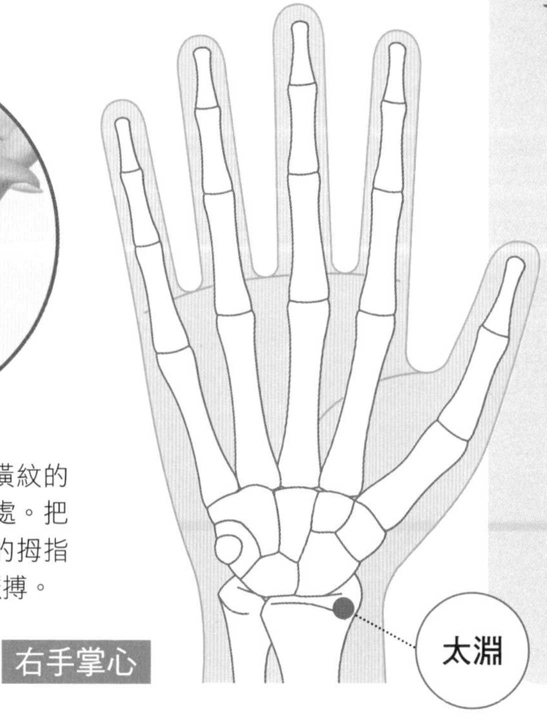

在手腕靠拇指側，內側橫紋的骨頭與骨頭之間的下凹處。把手繞到背後，用另一手的拇指按壓此處時，可感覺到脈搏。

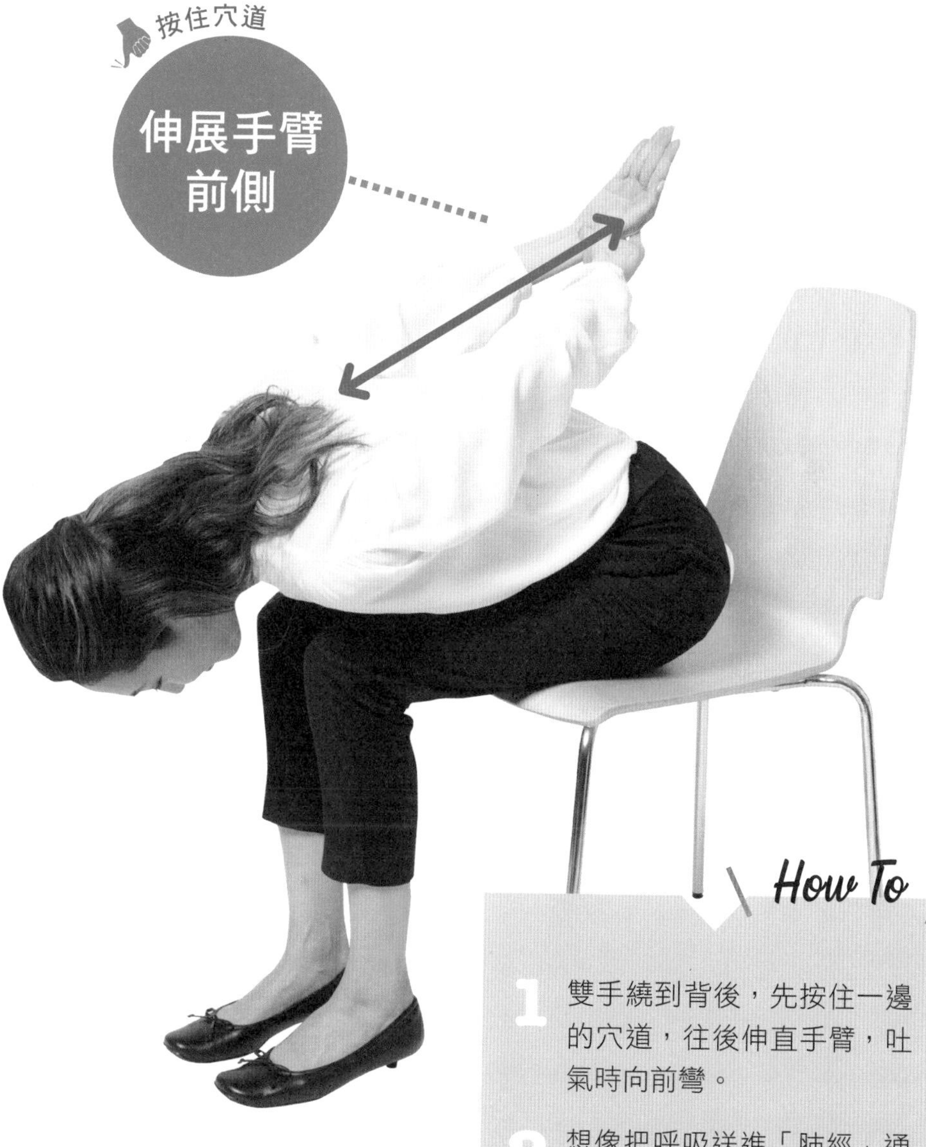

How To

1 雙手繞到背後，先按住一邊的穴道，往後伸直手臂，吐氣時向前彎。

2 想像把呼吸送進「肺經」通過的手臂前側，並舒服地伸展。左右各做五個呼吸。

一個動作 + 一個穴位

解決這些毛病！

便祕・感冒初期

合谷穴是針灸治療時也常用的萬用穴道，它是大腸經的原穴，而大腸經會影響腸道內的廢物與水分排出體外、製造糞便等等功能。此外與肺功能也息息相關，也具有提高免疫力的作用。平時按按合谷穴給予刺激，對身體健康也很幫助。

大腸經的原穴——合谷

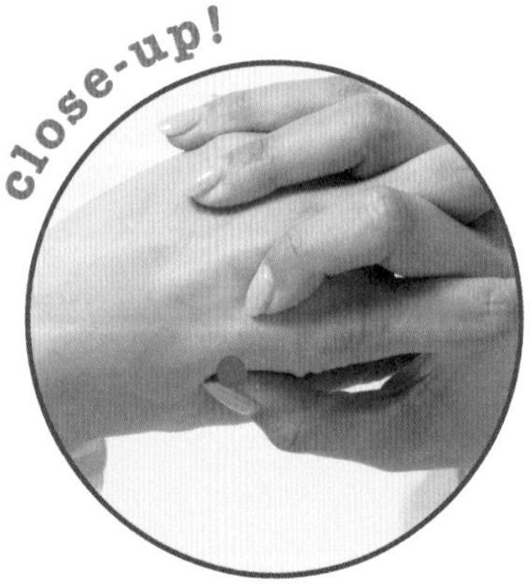

手背上，拇指與食指根部骨頭交會處前面的下凹處。以右手拇指按住穴道，雙手在背後交握。

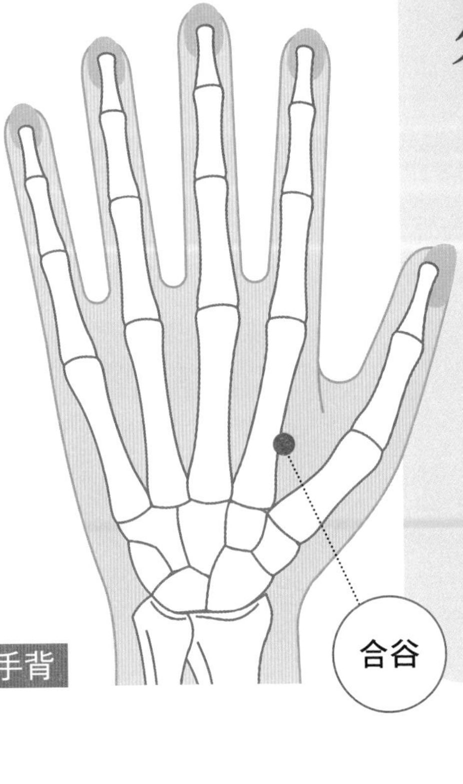

左手手背

How To

1. 雙手繞到背後，按住穴道交握，手臂伸直，吐氣時向前彎。

2. 深呼吸，想像把氣送進「大腸經」通過的手臂前側，舒服地伸展。左右各做五個呼吸。

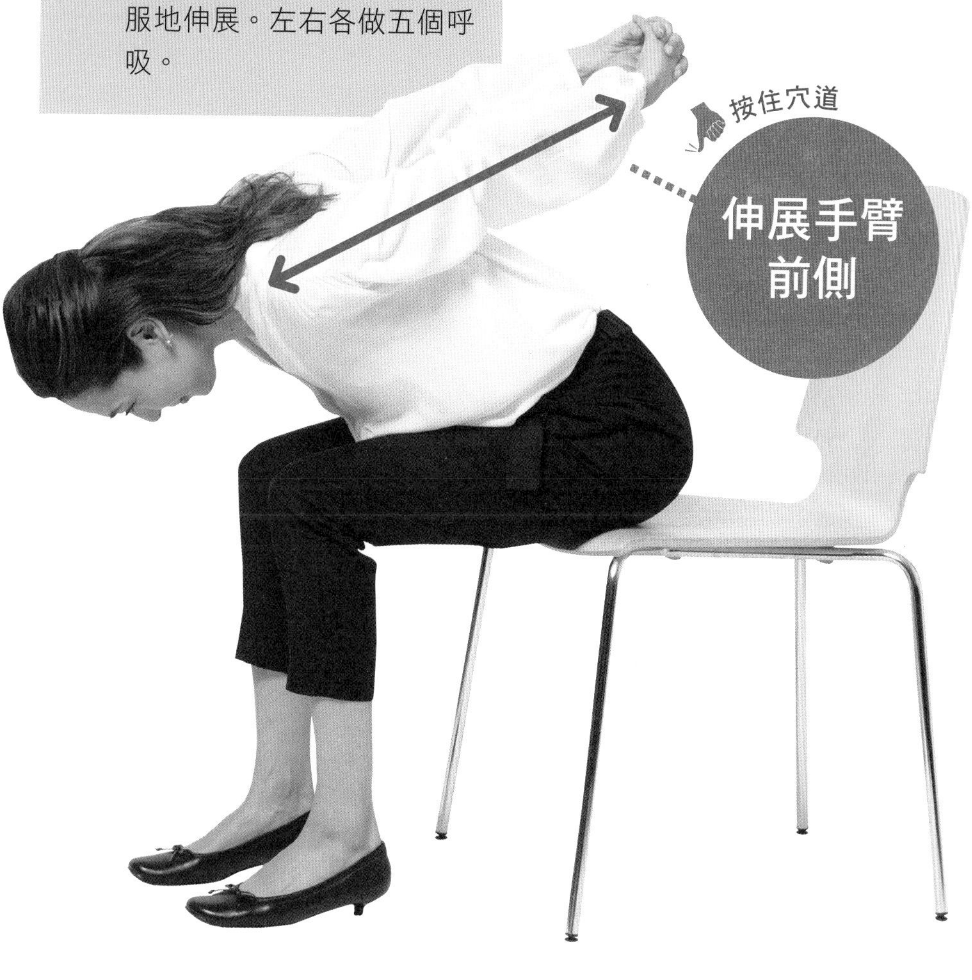

心經的原穴——神門

右手掌心

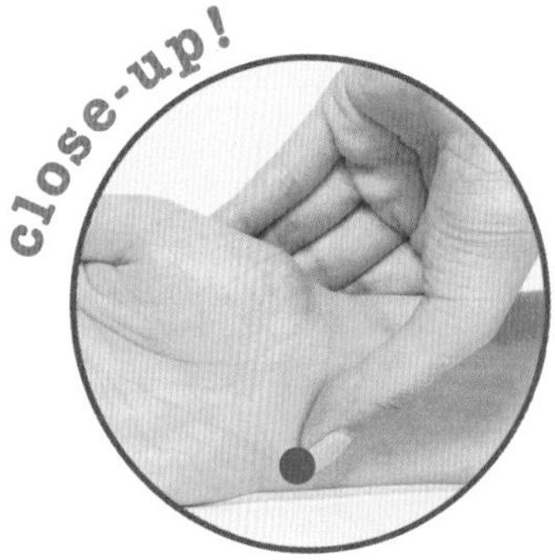

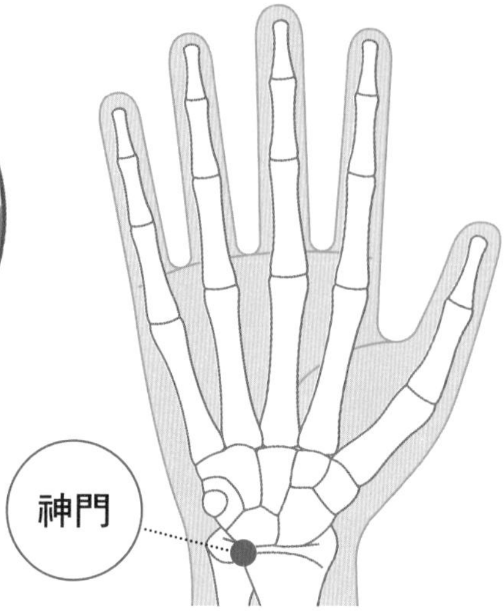

手腕橫紋的上方，小指側的肌腱內側（靠拇指方向）的邊緣。如果左手從上方夾住右手腕，用拇指就能碰到。

小腸經的原穴——腕骨

右手手背

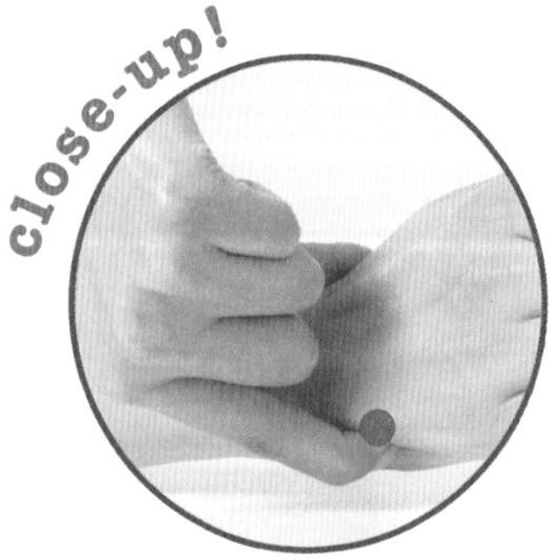

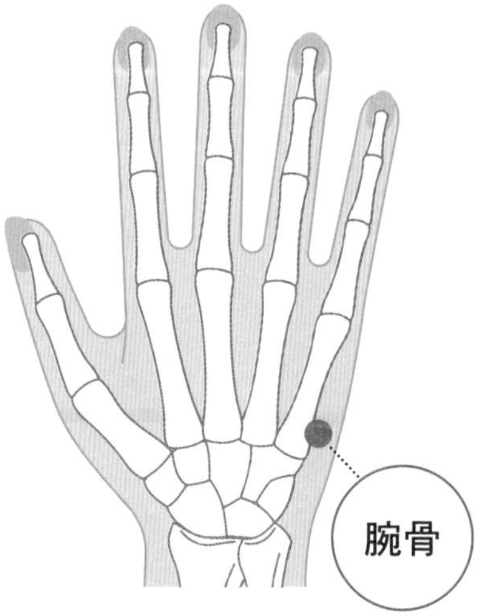

在手掌和手背的交界處，沿著小指側的骨頭往手腕方向移動時，隆起部份前面的下凹處就是。可用食指按壓。

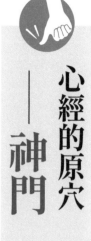

一個動作 + 一個穴位
解決這些毛病！

肩膀僵硬・更年期症狀

「神門」是象徵萬物起源的「神氣」進出之門，能促進全身的血液循環，暢通與汗水、情感等精神層面息息相關的「心經」，避免阻塞。另外，與心經同組的「小腸經」，特效穴道是「腕骨」穴。伸展從手臂後側到整個肩胛骨、連接到脖子的經絡，也能夠舒緩這一帶的僵硬。

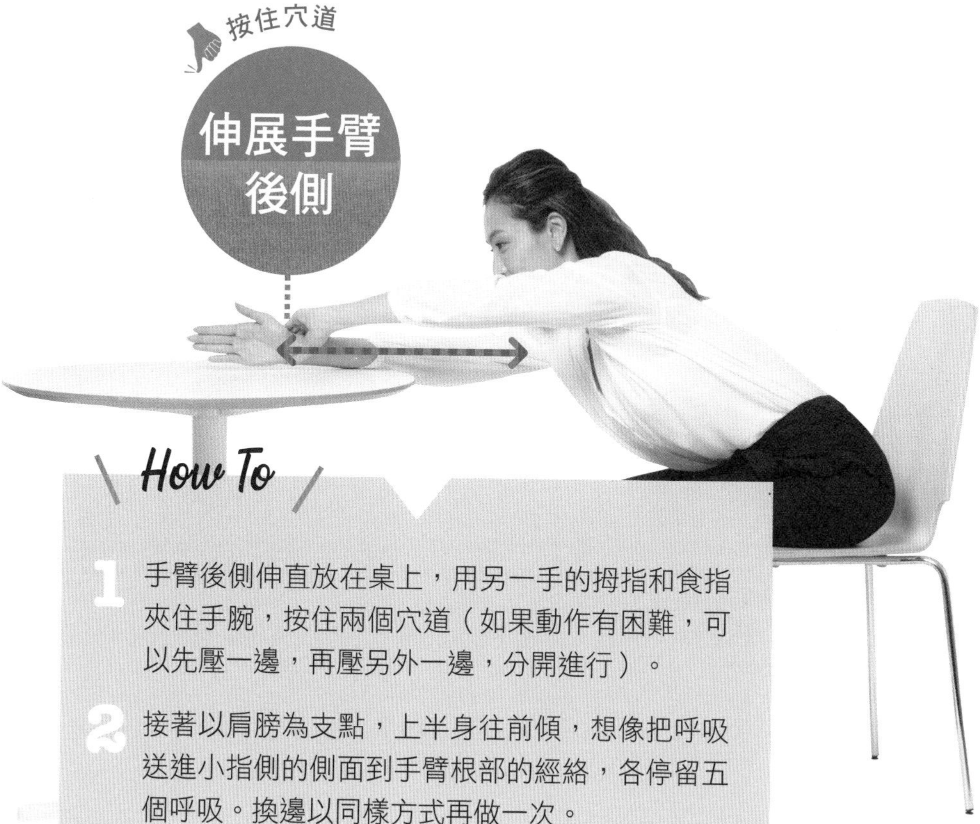

How To

1. 手臂後側伸直放在桌上，用另一手的拇指和食指夾住手腕，按住兩個穴道（如果動作有困難，可以先壓一邊，再壓另外一邊，分開進行）。
2. 接著以肩膀為支點，上半身往前傾，想像把呼吸送進小指側的側面到手臂根部的經絡，各停留五個呼吸。換邊以同樣方式再做一次。

一個動作 + 一個穴位
解決這些毛病！

手臂疲勞・情緒緊繃

心包經的原穴——大陵

大陵是位在生命能量流動的經絡之一「心包經」的特效穴道。心包的意思是，包覆指揮身心活動的「心」的膜，能夠抑制造成心靈不適的「邪氣」。在日常生活中很難伸展到此處，因此容易僵硬緊繃，光是按壓穴道就有放鬆的效果。

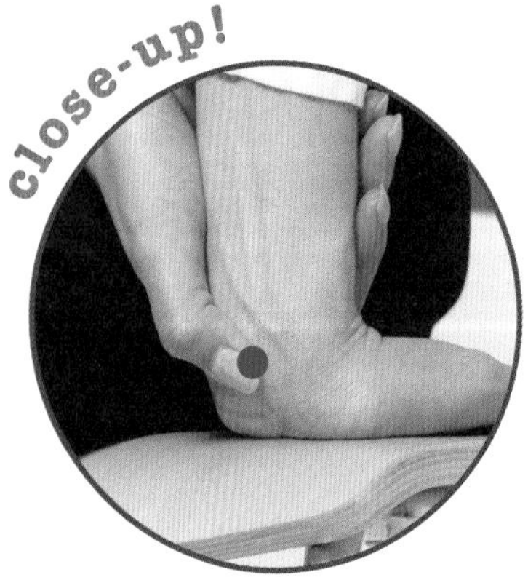

手腕內側的橫紋上，在中央兩條肌腱之間。找到穴道之後，用拇指按住，同時伸展手臂。

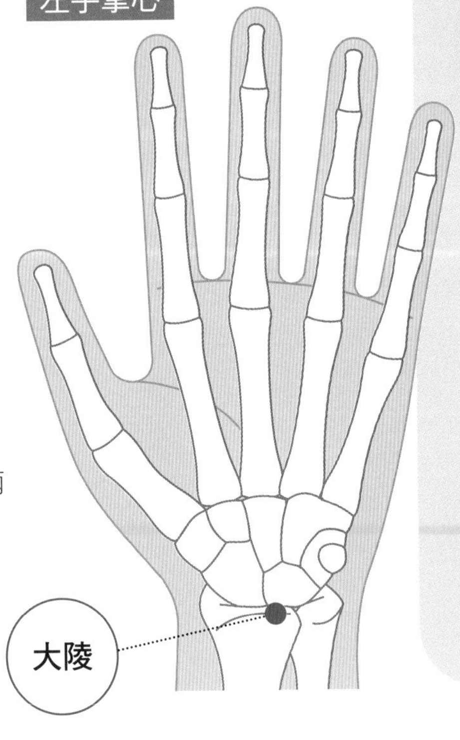

按住穴道

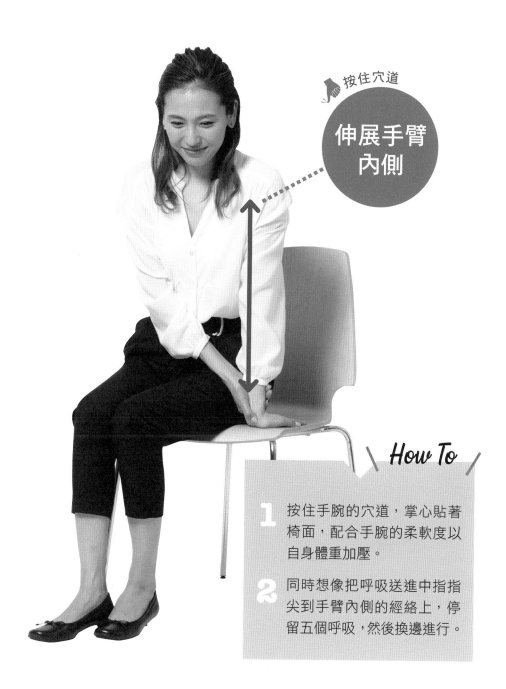

伸展手臂內側

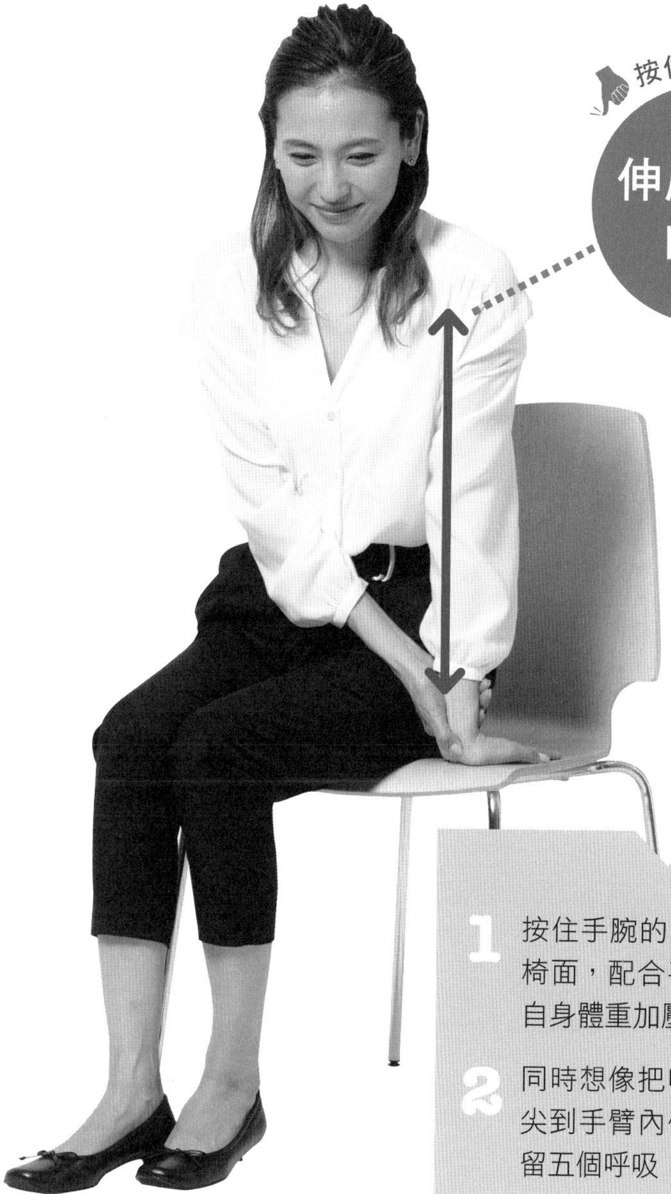

How To

1 按住手腕的穴道，掌心貼著椅面，配合手腕的柔軟度以自身體重加壓。

2 同時想像把呼吸送進中指指尖到手臂內側的經絡上，停留五個呼吸，然後換邊進行。

三焦經的原穴——陽池

一個動作 + 一個穴位

解決這些毛病！

水腫・脖子僵硬

陽池位在「陽」能量流過的「三焦經」上。「三焦」在中醫是指「在臟器縫隙間把水分送到全身」的作用，若是堵塞，則會產生的多餘水分，造成身體不適（水腫）。此穴道連接平時過度操勞的手臂外側，也能減輕脖子附近的不適。

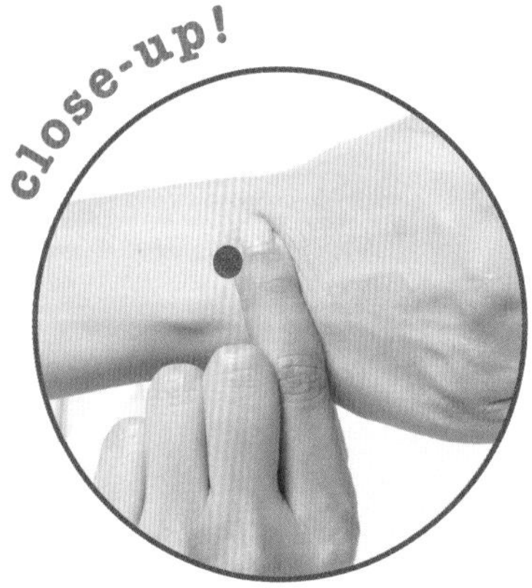

手掌朝手背方向反折時形成的皺摺上，手腕中央略偏小指側的下凹處。另一手夾住手腕，以指尖按壓即可。

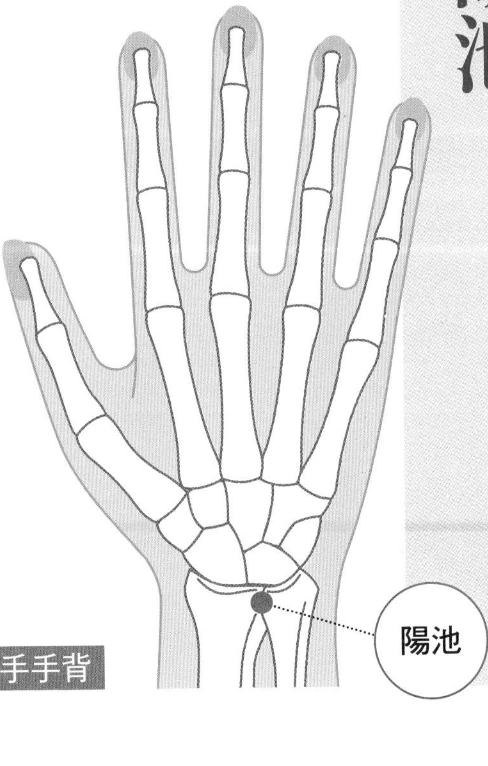

右手手背

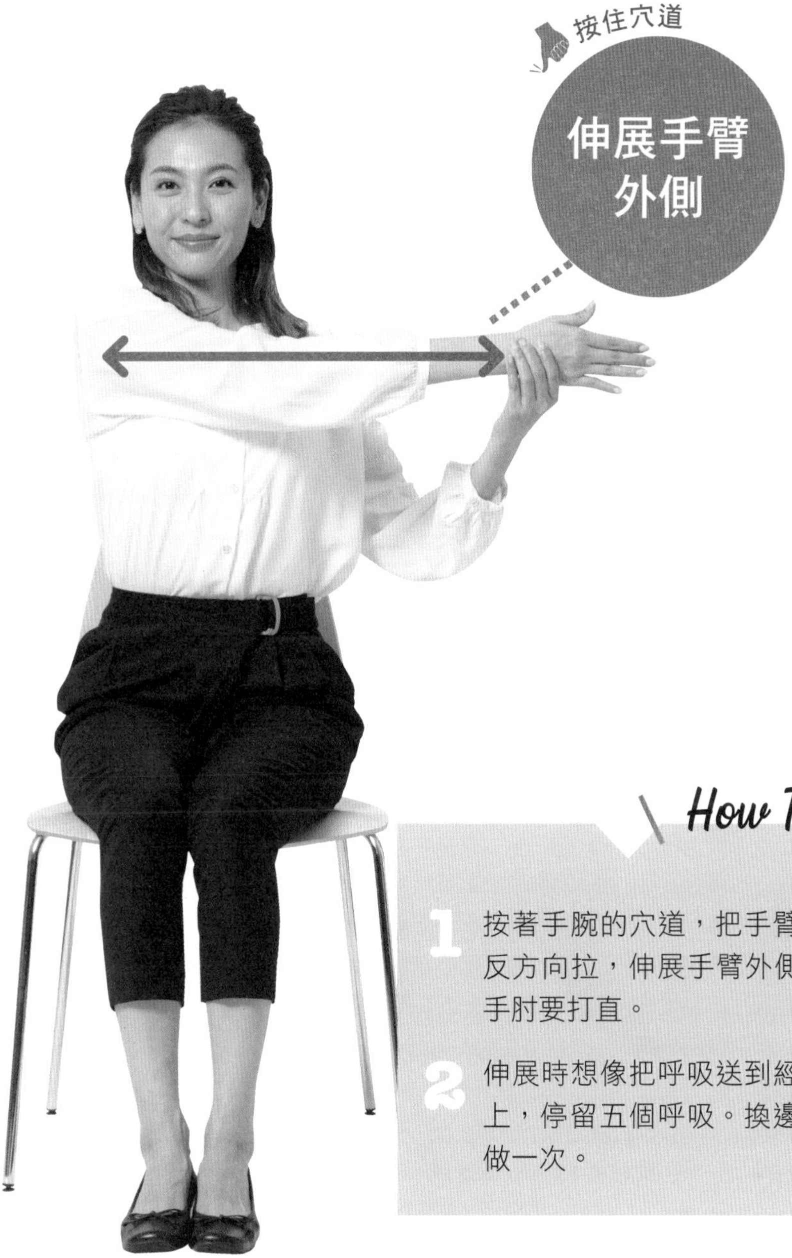

How To

1 按著手腕的穴道，把手臂往反方向拉，伸展手臂外側。手肘要打直。

2 伸展時想像把呼吸送到經絡上，停留五個呼吸。換邊再做一次。

脾經的原穴——太白

左腳掌內側

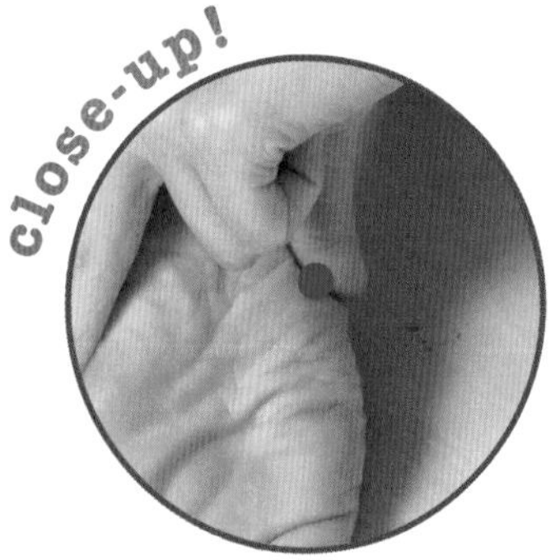

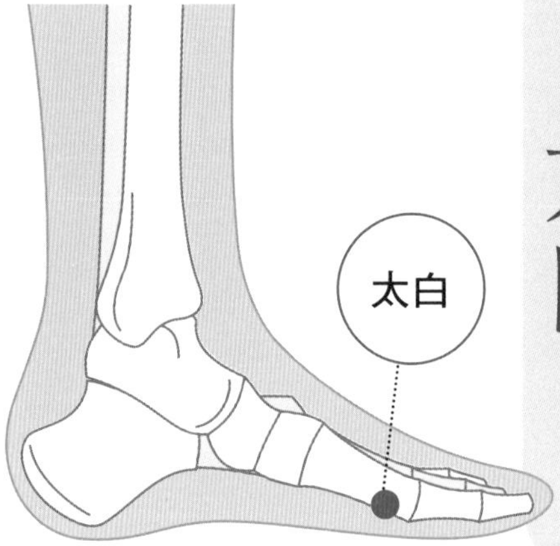

在腳掌內側的側面，拇趾根部大關節後面的下凹處。手從兩側夾住腳掌，用拇指按壓穴道。

胃經的原穴——衝陽

左腳腳背

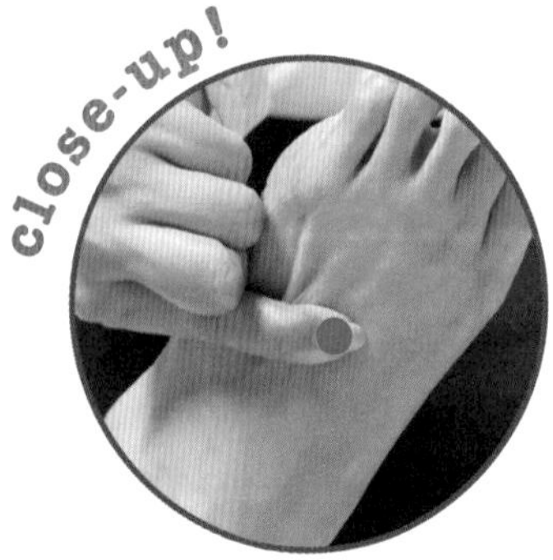

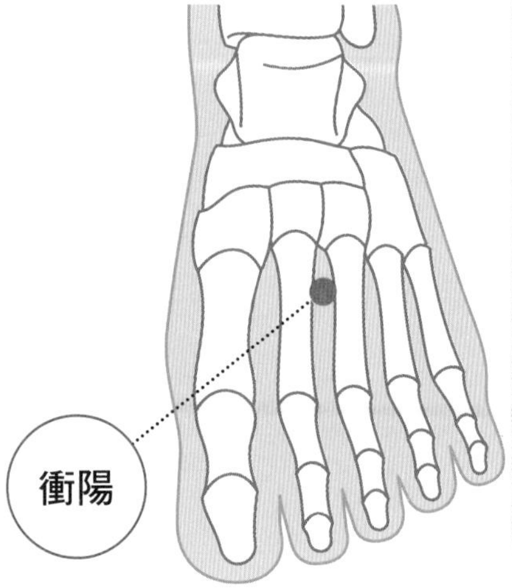

沿著腳背上，食趾與中趾的根部之間往腳踝方向摸，就在腳背凸起的正上方。以指尖握住腳背按壓穴道即可。

一個動作 + 一個穴位

解決這些毛病！

胃痛・消化不良

太白穴與衝陽穴所在的「脾經」與「胃經」，存在著陰陽關係，作用是從食物製造能量並支撐內臟。胃沉沉的、吃太多等等時候，可以藉由按壓這兩處穴道和伸展動作得到舒緩。若可以的話，將上半身向後躺，加強伸展腿的正面，會感覺更舒暢。

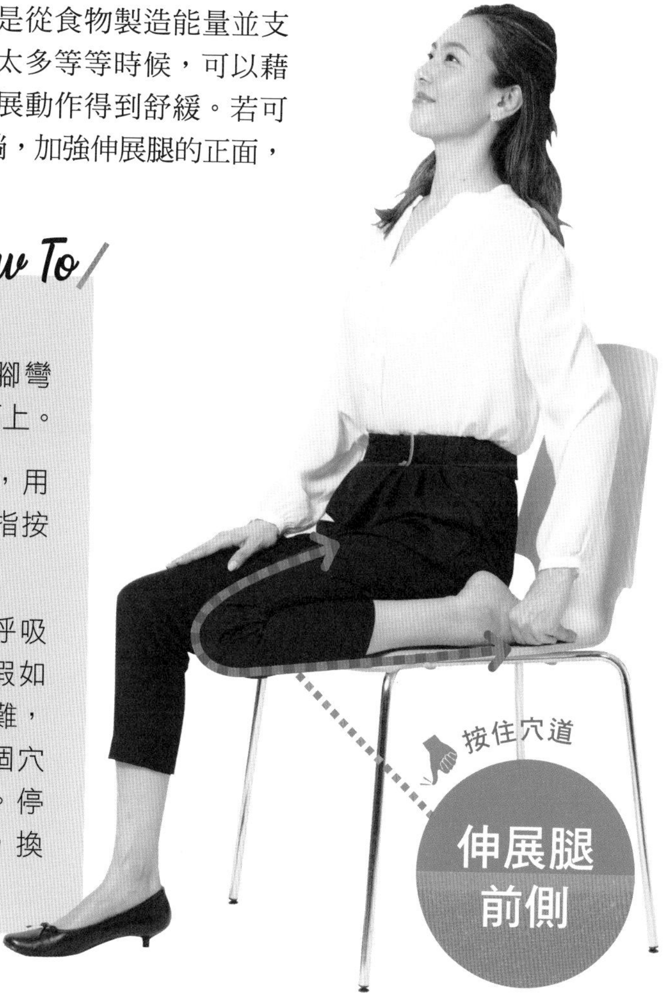

How To

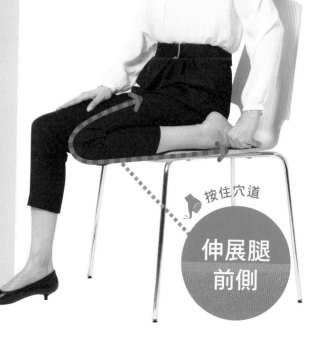

1. 坐在椅子上，單腳彎曲，小腿靠在椅面上。
2. 手握住同邊腳掌，用拇指與食指或中指按壓穴道。
3. 伸展時，想像把呼吸送進腳的正面（假如覺得動作太困難，可以一次按壓一個穴道，分開進行）。停留五個呼吸之後，換邊再做一次。

腎經的原穴——太谿

左腳掌內側

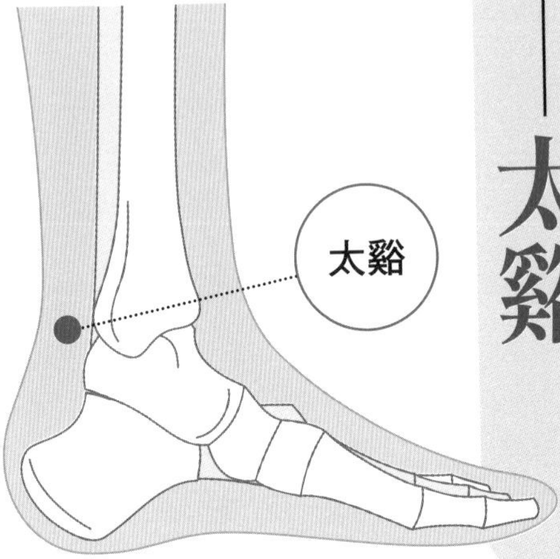

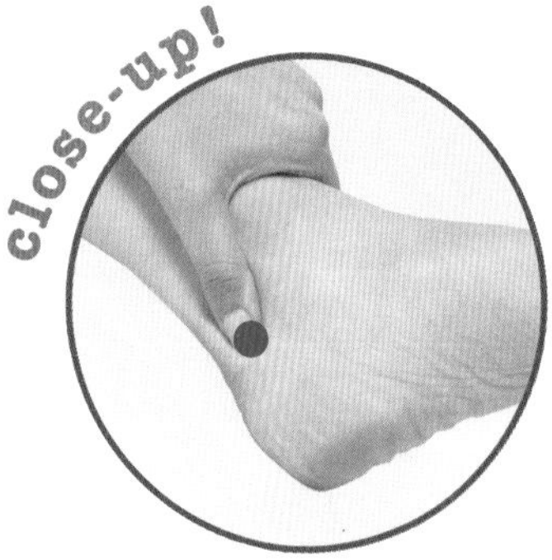

在腳掌內側，內踝和阿基里斯腱之間。手握住腳踝，朝拇指碰到的下凹處按下去。

膀胱經的原穴——京骨

左腳掌外側

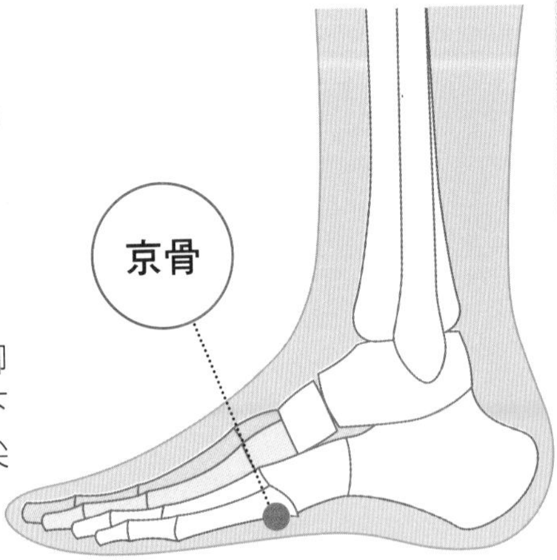

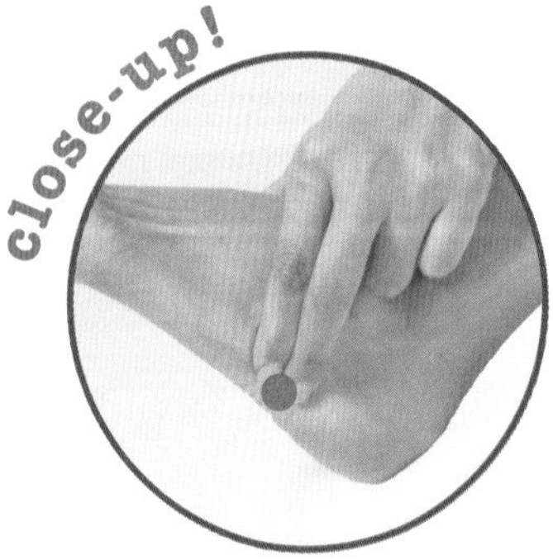

腳掌小趾側的側面，靠近腳跟方向凸起的骨頭前側的下凹處。手握住腳背，以指尖刺激該穴道。

一個動作 + 一個穴位
解決這些毛病！

手腳冰冷・腰痛

How To

1 單腳伸直，上半身向前彎，手握住腳掌，以拇指與食指或中指按壓穴道（假如覺得動作太困難，可以一次按壓一個穴道，分開進行）。

2 想像把呼吸送進從拱起背部到腿後側這條經絡，各停留五個呼吸。換邊以同樣方式再做一次。

負責維持身體與內臟溫度，掌管水分代謝的是「腎」。位在這條經絡上的太谿，是腎經的原穴，也是臟腑的「氣」聚集、治癒效果高的腧穴*。想改善因手腳冰冷引起的腰部不適時，尤其推薦同時刺激太谿穴，及通過身體背面、與腎臟息息相關的「膀胱經」的京骨穴。

*「腧（ㄕㄨˋ）穴」是指灌注的孔洞，是穴位的統稱，不是名叫「腧」的穴道。

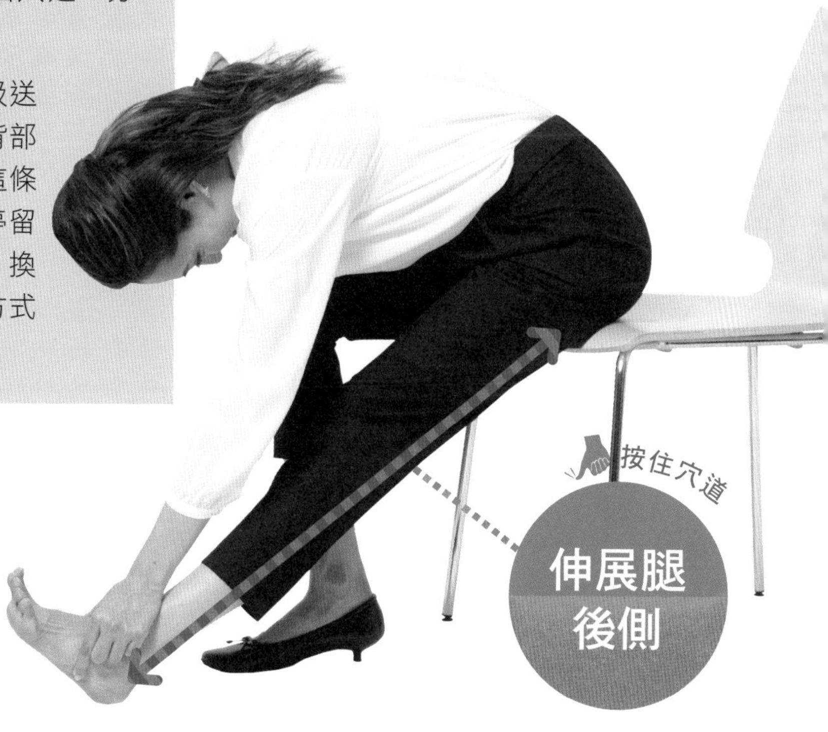

一個動作 + 一個穴位

解決這些毛病！

偏頭痛・慢性疲勞

膽經的原穴——丘墟

丘墟位在能夠讓中醫所說的「氣」、「血」順暢循環全身，掌管勇氣、膽量等等情感的膽經上。此穴道可調整從頭側到腳趾的循環，改善心浮氣躁的不適。

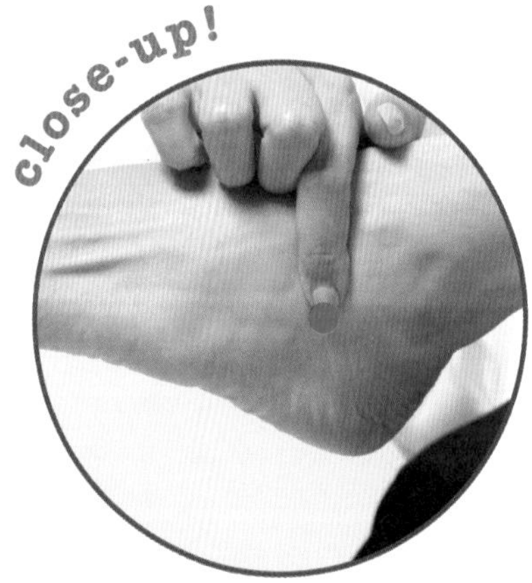

外踝斜前下方，連接腳小趾的肌腱外側的下凹處。手握住腳踝，用手指尖按壓即可。

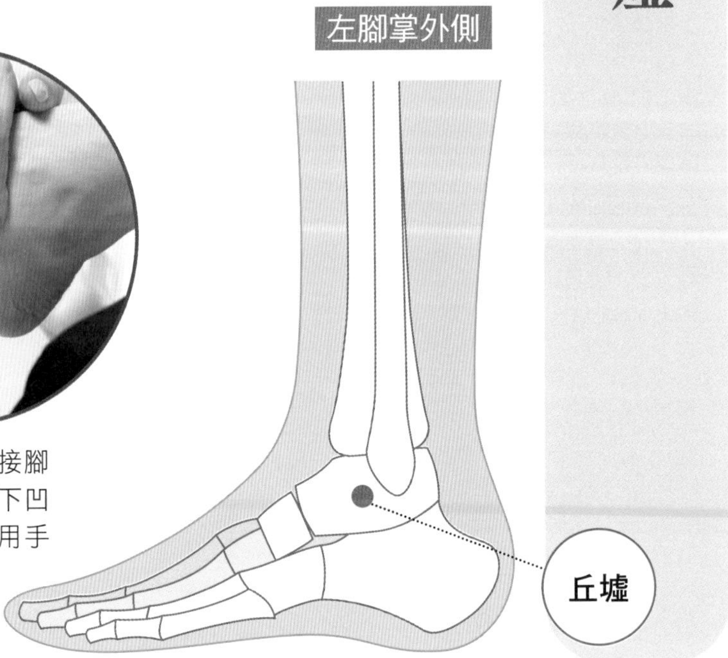

How To

1 膝蓋朝外、將腳翹到另一腳上，按住腳踝的穴道。上半身順勢向前傾。

2 想像把呼吸送進頭側到腳小趾內側、循環體側的經絡，並伸展腿的外側。停留五個呼吸之後，換邊再做一次。

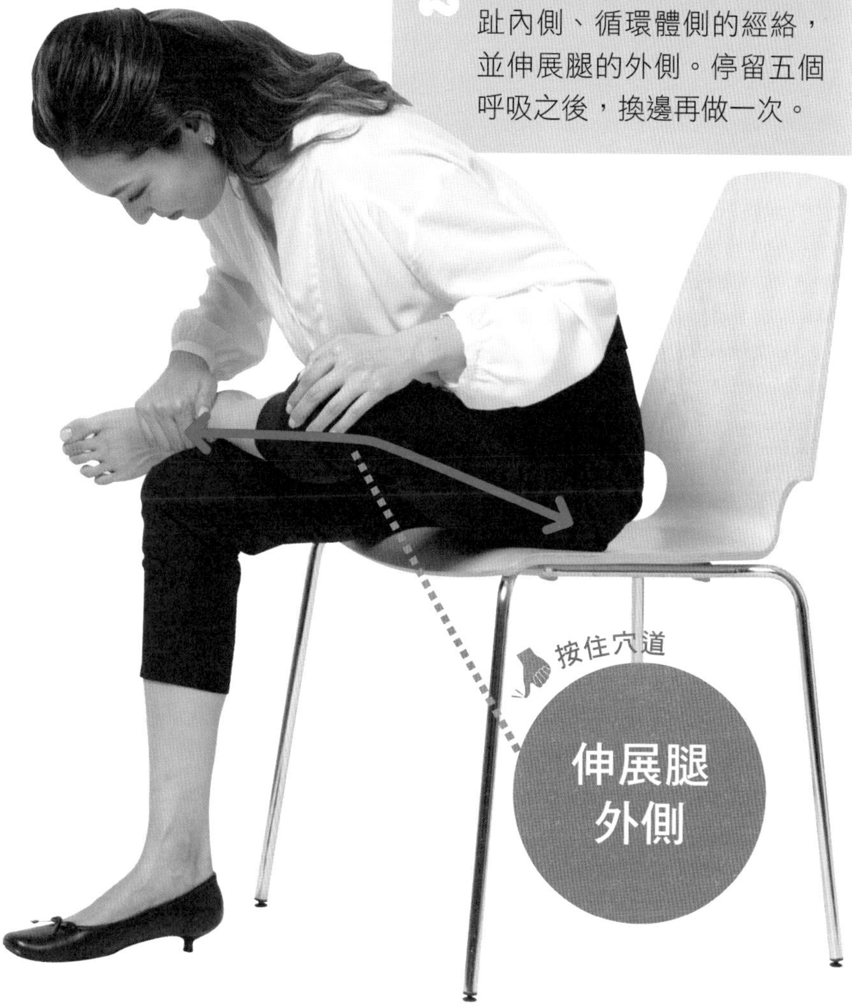

肝經的原穴——太衝

一個動作 + 一個穴位

解決這些毛病！

眼睛疲勞・壓力

太衝所在的「肝經」如果堵塞，就會產生中醫所謂的血液凝滯，亦即「血瘀」，還會出現自律神經失調和眼睛乾澀疲勞等等，或者易怒。「衝」是要衝的意思，它是肝經的原穴，也是聚氣的腧穴。刺激這麼重要的特效穴道，能夠讓身心煥然一新。

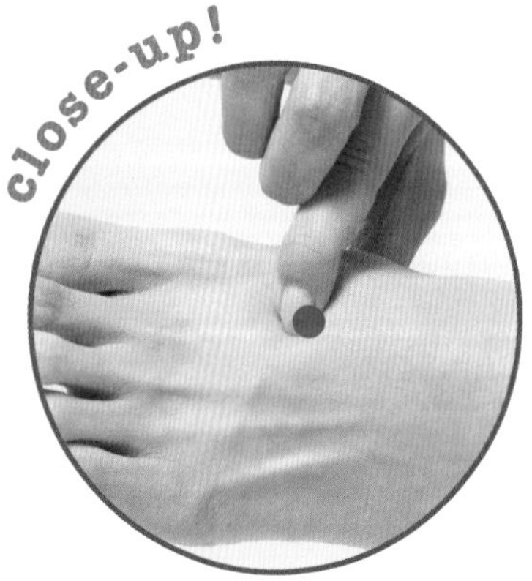

腳背上，腳拇指與食趾根部骨頭交會處的凹窩。手握住腳掌，以手指刺激即可。

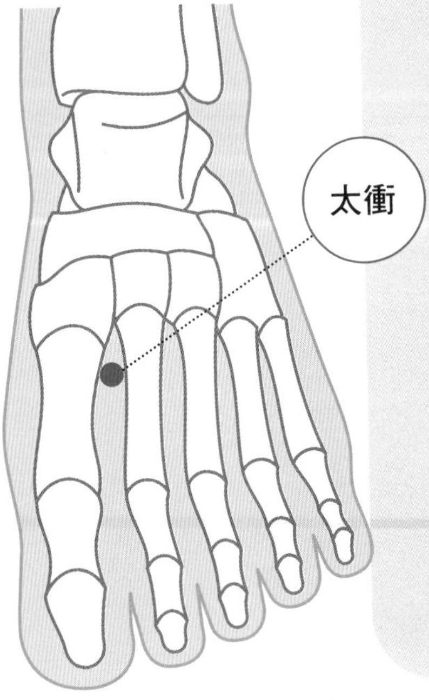

左腳腳背

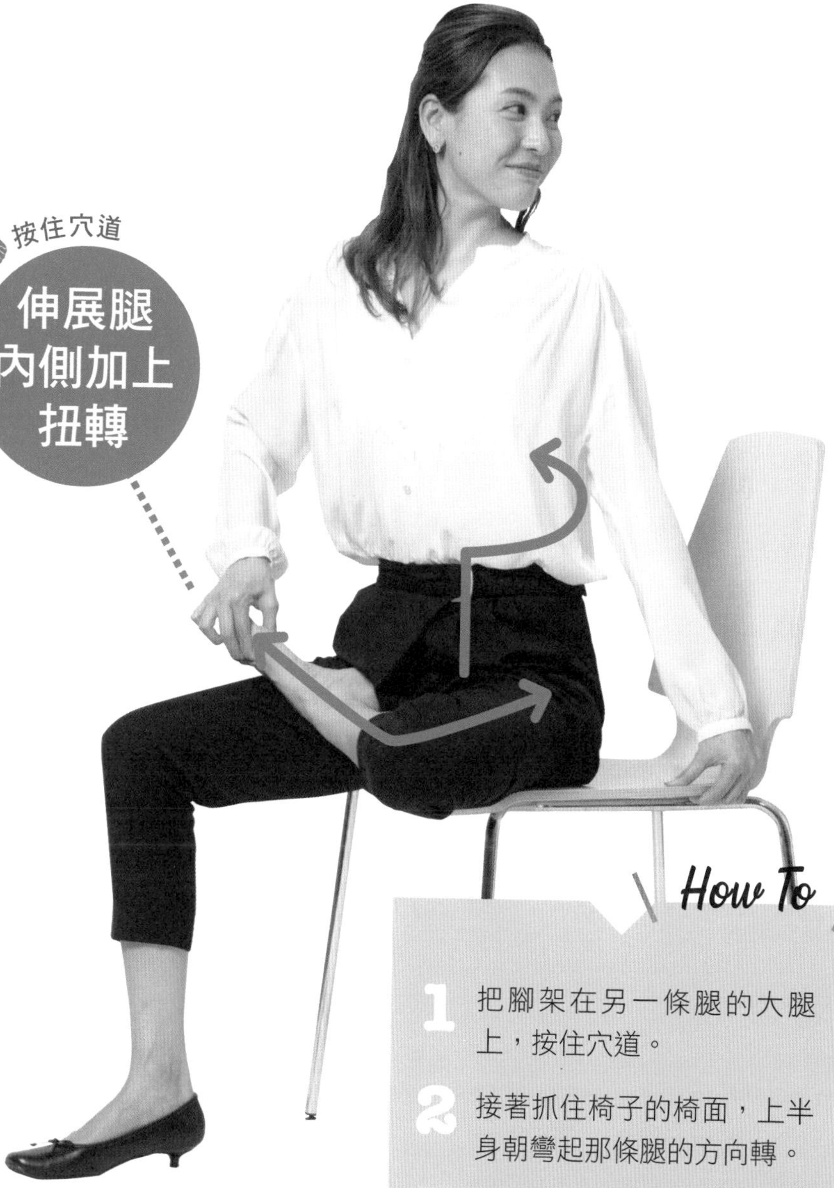

按住穴道

伸展腿內側加上扭轉

How To

1 把腳架在另一條腿的大腿上，按住穴道。

2 接著抓住椅子的椅面，上半身朝彎起那條腿的方向轉。

3 注意力放在腿內側延伸扭轉的經絡上，伸展時，想像把呼吸送進這裡。停留五個呼吸之後，換邊再做一次。

Part

02

用瑜伽打通經絡，改善各種疼痛不適

「經絡瑜伽」是融合中醫的智慧與瑜伽的功效，目的是暢通經絡，使「氣」流動，改善循環效果。

而經絡瑜伽最大的特徵，就是將影響身心健康的「五臟六腑」對應的經絡，分成八區，配合深呼吸進行伸展。在第二章的內容，可以視個人體質、身體狀況與目的挑選動作，達到想要的效果。

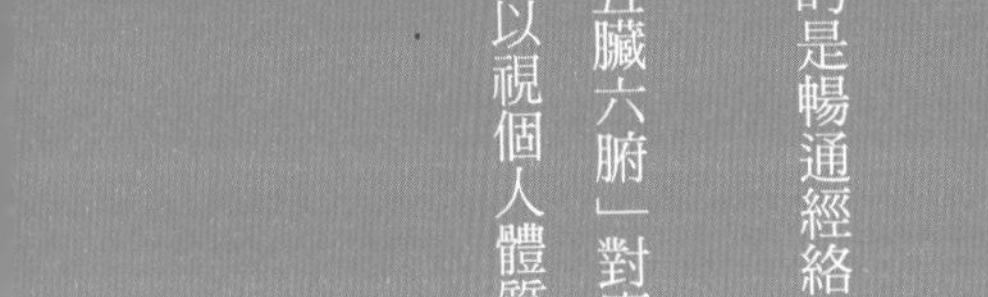

這些身體上的不舒服和煩惱，
就用對應的經絡瑜伽來解決

全身症狀別索引

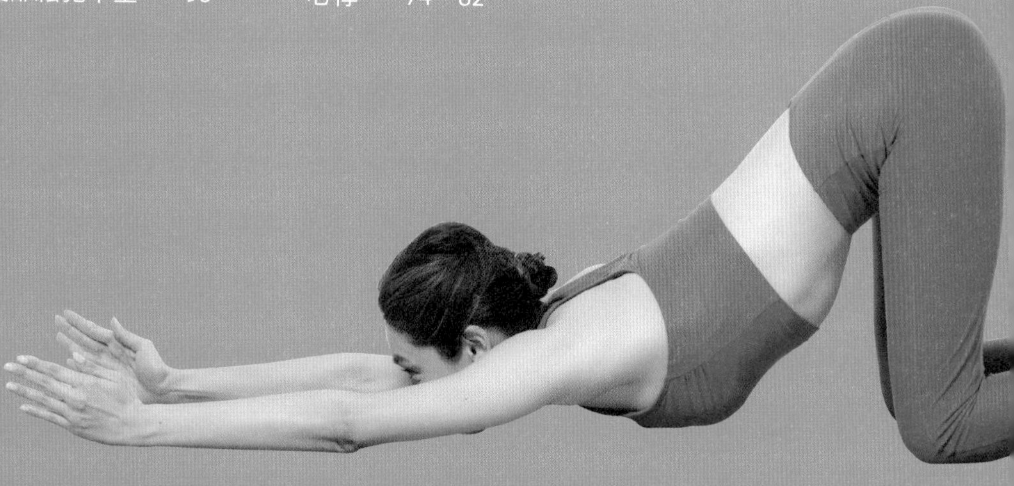

利用瑜伽的呼吸和動作，打通堵塞的經絡

中醫對於人體內臟與器官定義，涵蓋的範圍更廣泛，認為它們彼此交互作用，才得以維持身心健康。其中，經絡中有中醫稱為「氣」的生命能量通過，與代表內臟作用的「五臟六腑」在身體深處相連；這通道一旦堵塞，不僅經絡本身會受到影響，五臟六腑分別對應的身體各部位，以及心理方面也會受到影響。

「經絡瑜伽」就是融合經絡這種特性，結合瑜伽的動作，改善堵塞的經絡，促使「氣」暢通，就能夠達到與中醫治療相似的功效。經絡瑜伽最大的特徵是，瑜伽是利用呼吸，吸入大量印度醫學稱為「prana（氣的意思）」的「氣」，使之流入經絡，送到經絡連接的五臟六腑。實際舒服伸展經絡之後，許多人都驚訝於那種暢快感，也有人因此改善了慢性胃不適、失眠、手腳冰冷、憂鬱等等問題。大家可以在接下來的內容中，選擇適合自己的動作，用最簡單的方法維持日常的身心健康。

Point 1 利用呼吸攝取「氣」

傳統瑜伽認為，呼吸能夠吸收大氣中的能量「prana」，這點與中醫的「氣」相當。用鼻子深呼吸，同時吸收大量生命活動的能量。

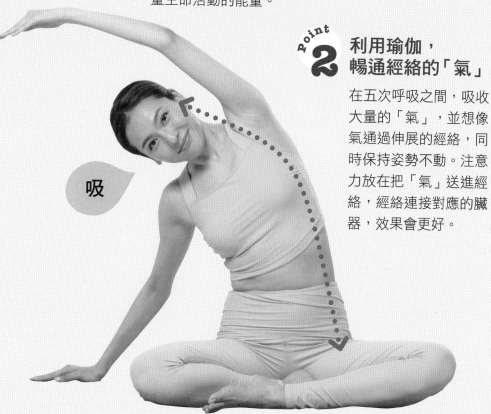

Point 2 利用瑜伽，暢通經絡的「氣」

在五次呼吸之間，吸收大量的「氣」，並想像氣通過伸展的經絡，同時保持姿勢不動。注意力放在把「氣」送進經絡，經絡連接對應的臟器，效果會更好。

什麼時候做經絡瑜伽效果最好？

除了飯後之外，你可以選擇任何自己喜歡的時間進行。然而，不同時段也有不同的提昇效果訣竅。假設選在早上進行，請想像「氣」跟著動作的節奏愉快流動；如果是傍晚到晚上，進行經絡瑜伽的動作要慢，感覺像是要把「氣」緩和下來，才能夠調整身心的節奏。

5分鐘或20分鐘，都能做一套經絡瑜伽！

隨自己喜好，串連各種動作

經絡瑜伽可配合當天的心情，自由搭配組合。只要組合不同動作，就是一堂正式的瑜伽課程，在家中也能夠享受瑜伽教室的氣氛！

全身經絡瑜伽：經絡拜日式

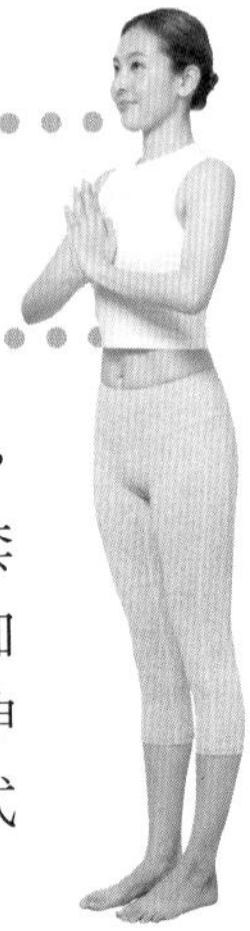

能徹底伸展並驅動全身每一條經絡的經絡瑜伽，動作和瑜伽的拜日式不盡相同，為了能在一套動作中，伸展疏通全身的經絡，在原本的瑜伽拜日式中穿插了不同的接續動作。想要直接伸展全身經絡的人，非常推薦把這套經絡拜日式做一～三回。

進行經絡瑜伽前的 2 個準備

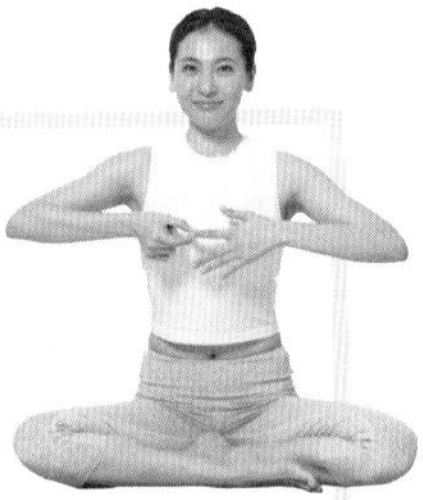

暖身操 ❶ 刺激手腳穴道

先刺激手腳上的重要穴道，使「氣」通過，從末端改善經絡堵塞。

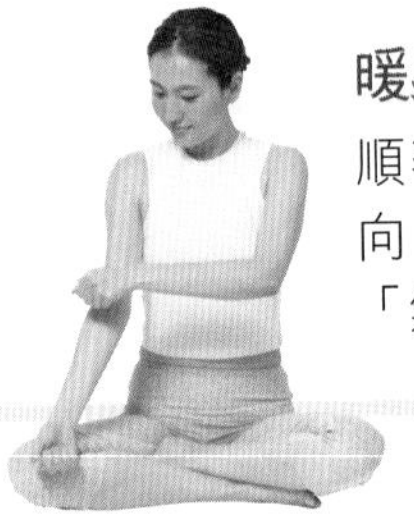

暖身操 ❷ 拍打皮膚

順著陰陽能量通過的經絡走向，輕輕拍打手臂和腳，使「氣」順暢。

只有 5 分鐘，也能做一個動作！

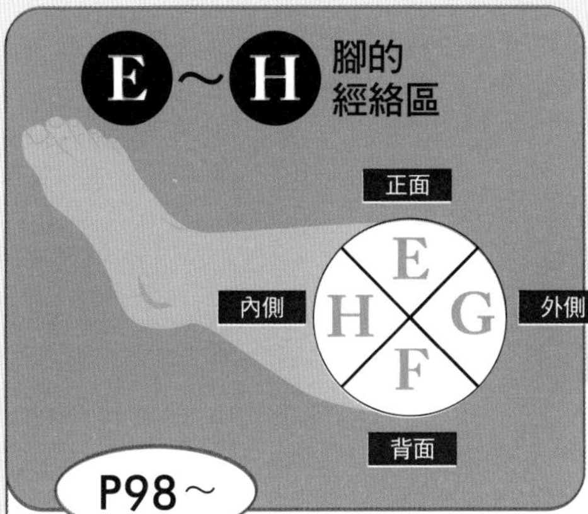

P98～

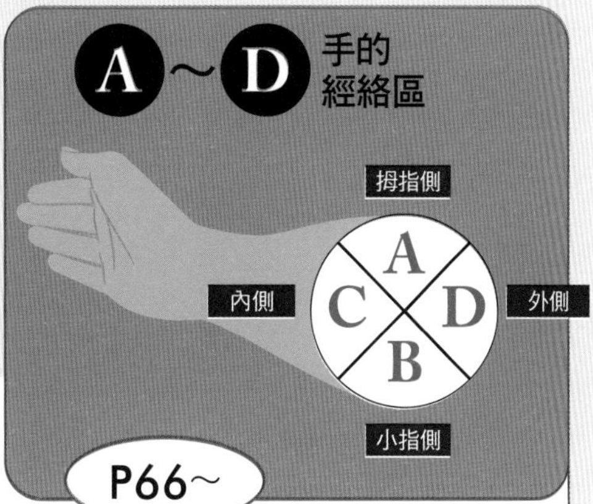

P66～

EASY

HARD

動作根據難易度不同，分成兩種

從堵塞或想改善不適的經絡區選擇動作，每個區域都有簡單（EASY）＆困難（HARD）二選一，或是兩者都做也可以。如果想伸展不同經絡，也可以挑選不同部位的動作、再組合進行。就算只有 5 分鐘，挑一個動作單獨做，也能有充分的效果。

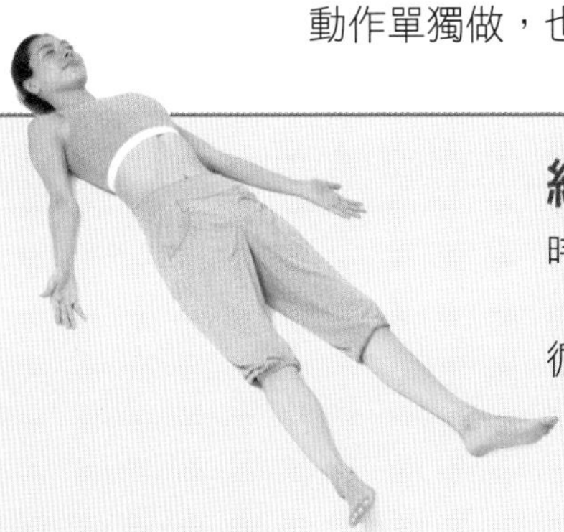

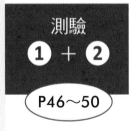

結束前，可以用大休息式放鬆

時間足夠的話，躺下來進行大休息式（攤屍式），能使做瑜伽吸收的「氣」循環全身。

測驗

① ＋ ②

P46～50

回答問題後，就能知道現在身上哪些部位已經出現經絡堵塞的狀況。或是速查！Ⓐ～Ⓑ的經絡堵塞

經絡瑜伽的動作，能夠分區刺激手腳經絡。根據個人的身心狀況回答問題，就能夠得知哪些區域的經絡堵塞了。另外，經絡堵塞也會反應在身體上，動一動手腳和其他部位，也可以找出答案。

手的經絡區

伸展並放鬆容易出現堵塞的部份，
就是經絡瑜伽最基本的想法。

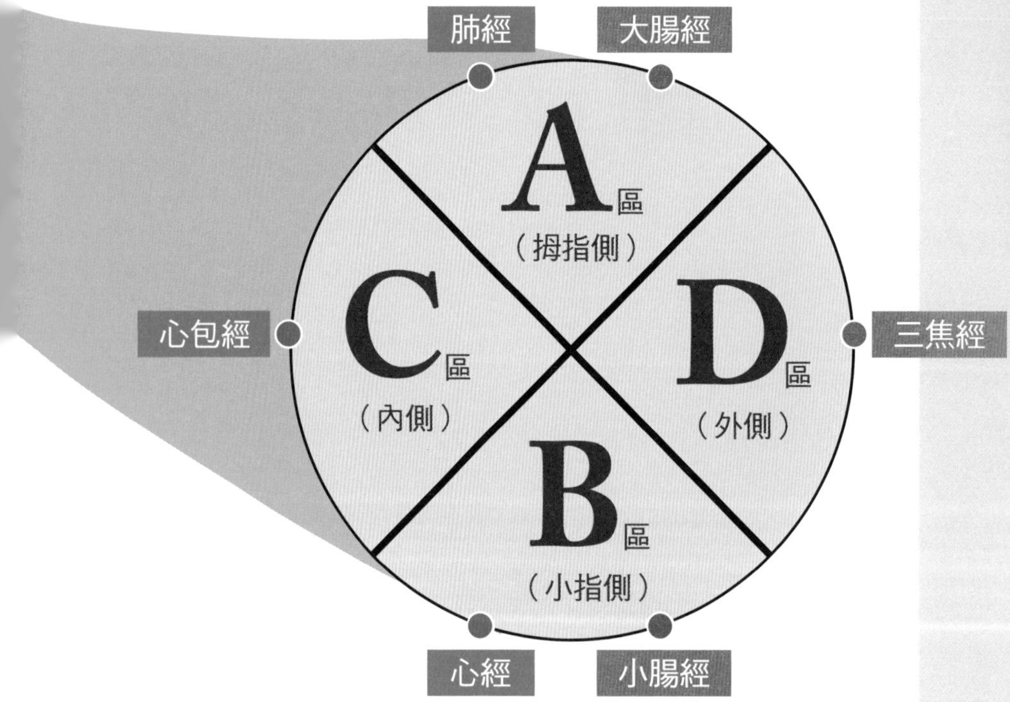

陰經	
	手太陰肺經
	手厥陰心包經
	手少陰心經

陽經	
	手陽明大腸經
	手少陽三焦經
	手太陽小腸經

透過後面的測驗，
找出最適合自己的
身體狀況與體質的動作。

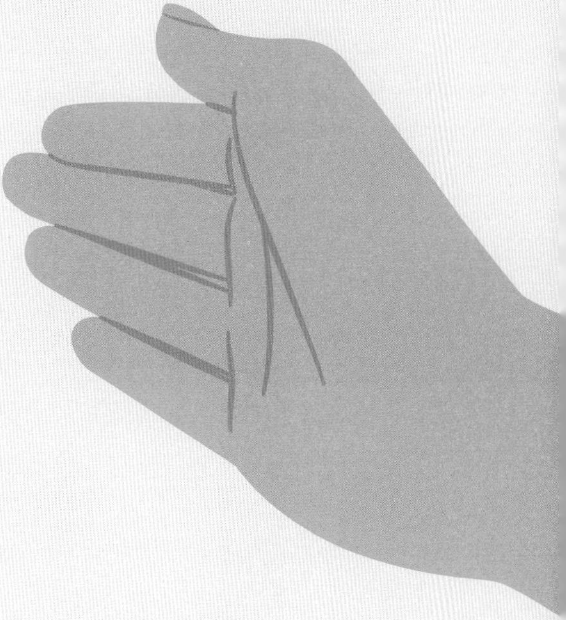

從上方看著自己的右手時，如圖所示分成四個區域，就是手的經絡區。拇指側的 A 區與小指側的 B 區，在臟腑作用上來說關係深遠，其經絡是陰經、陽經為一組。對角位置的 C 區和 D 區經絡，在臟腑的作用上來說也是對應關係。

回答下頁起的問題，立刻找到堵塞的經絡！

測驗的判定方式

用 YES 的數量找出堵塞的經絡

7～10個	**這一區的經絡有堵塞。** 優先從「YES」數量 7~10 個的區域，選擇經絡瑜伽的動作，並且盡量每天持續做，就能夠改善。
4～6個	**這一區的經絡可能有堵塞或氣血運行不順。** 把經絡瑜伽當成維持健康的運動，讓身心保持在最佳狀態。
0～3個	**這條經絡沒有大問題。** 把經絡瑜伽當成維持健康的運動，讓身心保持在最佳狀態。

A區

說明……P66
瑜伽動作
EASY……P70
HARD……P72

生理	容易感冒	YES	NO
	容易生痰或卡痰	YES	NO
	便祕	YES	NO
	容易鼻塞	YES	NO
	肌膚敏感、容易乾燥	YES	NO
心理	屬於認真嚴肅的人	YES	NO
	愛乾淨	YES	NO
	曾因壓力太大而發不出聲音	YES	NO
	喜歡悲劇類愛情電視劇	YES	NO
	喜歡辛辣的食物	YES	NO
YES總計		個	

B區

說明……P74
瑜伽動作
EASY……P78
HARD……P80

生理	肩膀總是很僵硬	YES	NO
	曾經因胸悶而苦	YES	NO
	容易滿頭大汗	YES	NO
	曾經心悸或心臟疼痛	YES	NO
	曾經失眠	YES	NO
心理	容易受到外在環境事物影響精神狀態	YES	NO
	時常在檢查是否忘記帶東西	YES	NO
	喜歡觀賞喜劇和體育賽事	YES	NO
	比起獨處，更享受和一大群人一起玩	YES	NO
	屬於睡眠時容易做夢的類型	YES	NO
YES總計		個	

C區

說明……P82
瑜伽動作
EASY……P86
HARD……P88

生理	容易出手汗	YES	NO
生理	一年裡曾經有過幾次手發熱	YES	NO
生理	曾感覺手臂沉重	YES	NO
生理	腋下容易出汗	YES	NO
生理	整個舌頭是紅色	YES	NO
心理	容易怕生	YES	NO
心理	站在人前會緊張	YES	NO
心理	容易擔心這、擔心那	YES	NO
心理	容易暈車和暈船	YES	NO
心理	喜歡苦味的食物	YES	NO
YES總計		個	

D區

說明……P90
瑜伽動作
EASY……P94
HARD……P96

生理	有脖子僵硬的問題	YES	NO
生理	手腳的指頭曾經抽筋	YES	NO
生理	容易全身水腫	YES	NO
生理	梅雨季節經常身體不舒服	YES	NO
生理	有時候覺得全身懶洋洋	YES	NO
心理	能夠冷靜、判斷情況	YES	NO
心理	最近很難維持專注力	YES	NO
心理	不擅長記住人名	YES	NO
心理	經常喝茶或果汁	YES	NO
心理	休假時只想發呆	YES	NO
YES總計		個	

腳的經絡區

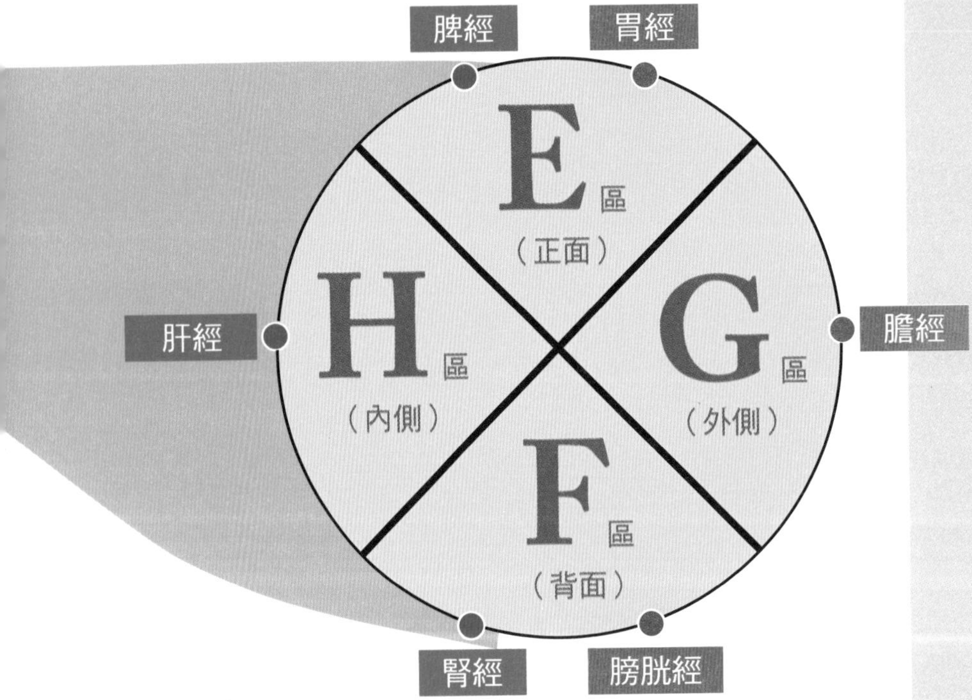

陰經	足太陰脾經
	足厥陰肝經
	足少陰腎經

陽經	足陽明胃經
	足少陽膽經
	足太陽膀胱經

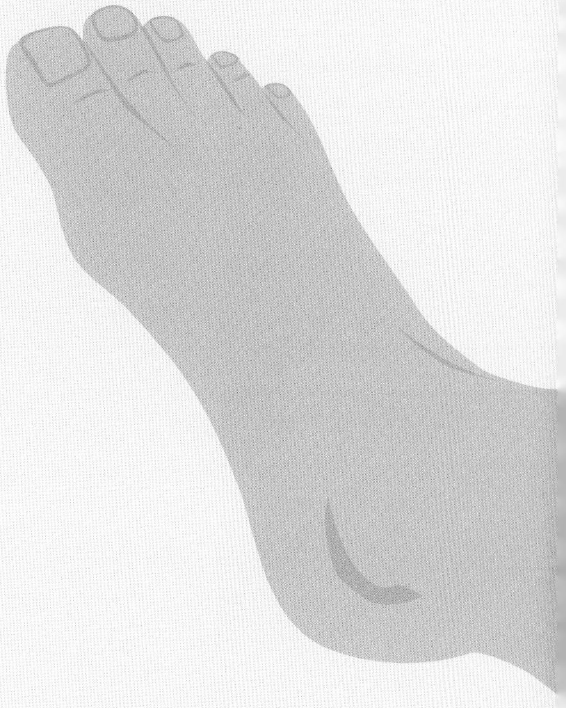

從上方看著自己的右腳時，如圖上所示，分成正背內外四塊，就是腳的經絡區。通過腳正面E區與腳背面F區的陰、陽經絡，在臟腑的作用上是互相對應的關係。對角位置的G區和H區經絡，在臟腑的作用上也是屬於一組。

回答下頁起的問題，立刻找到堵塞的經絡！

測驗的判定方式

用 YES 的數量 找出堵塞的經絡

7～10個
這一區的經絡有堵塞。
優先從「YES」數量 7~10 個的區域，選擇經絡瑜伽的動作，並且盡量每天持續做，就能夠改善。

4～6個
這一區的經絡可能有堵塞或氣血運行不順。
把經絡瑜伽當成維持健康的運動，讓身心保持在最佳狀態。

0～3個
這條經絡沒有大問題。
把經絡瑜伽當成維持健康的運動，讓身心保持在最佳狀態。

E區

說明……P98

瑜伽動作
EASY……P102
HARD……P104

生理	容易腹痛、腹瀉	YES	NO
	口臭明顯	YES	NO
	飯後容易腹脹	YES	NO
	不耐高溫環境	YES	NO
	舌頭和嘴唇較厚較大	YES	NO
心理	壓力容易影響胃	YES	NO
	經常杞人憂天、自尋煩惱	YES	NO
	不自覺就會吹口哨	YES	NO
	經常露出親切微笑	YES	NO
	特別喜歡甜食	YES	NO
YES總計		個	

F區

說明……P106

瑜伽動作
EASY……P110
HARD……P112

生理	腰腿容易覺得沉重無力	YES	NO
	有慢性腰痛	YES	NO
	下半身有冰冷、水腫問題	YES	NO
	最近很擔心進入初老	YES	NO
	感覺尿不乾淨	YES	NO
心理	即使遇到討厭的事也會忍耐	YES	NO
	怕冷，不喜歡冬天	YES	NO
	比較喜歡一個人獨處	YES	NO
	喜歡熱咖啡	YES	NO
	不喜歡去遊樂園的鬼屋	YES	NO
YES總計		個	

G區

說明……P114
瑜伽動作
EASY……P118
HARD……P120

生理	容易偏頭痛	YES	NO
生理	眼睛容易疲勞、乾澀	YES	NO
生理	曾經有暈眩的狀況	YES	NO
生理	覺得伸展腋下特別舒服	YES	NO
生理	經常不自覺地在伸展脖子	YES	NO
心理	經常嘆氣	YES	NO
心理	一到春天，身體容易不舒服	YES	NO
心理	最近變得很愛哭（容易被感動）	YES	NO
心理	經常一坐下就翹二郎腿	YES	NO
心理	喜歡熱血運動類的電視劇	YES	NO
YES總計		個	

H區

說明……P122
瑜伽動作
EASY……P126
HARD……P128

生理	喜歡且常喝酒	YES	NO
生理	手指按壓肋骨間，就會覺得疼痛或不舒服	YES	NO
生理	常被說眼睛炯炯有神	YES	NO
生理	一遇到討厭的事就會血壓上升	YES	NO
生理	屬於擅長運動的類型	YES	NO
心理	易怒	YES	NO
心理	認為與其思考不如先行動	YES	NO
心理	喜歡去KTV唱歌紓解壓力	YES	NO
心理	曾經因為不耐煩而遷怒身旁其他人	YES	NO
心理	標準的晨型人	YES	NO
YES總計		個	

除了十二經絡，再加上兩條重要的陰陽經絡

伸展「任脈」、「督脈」，調整陰陽平衡

陽經

督脈

負責整合全身的陽經，與腦、脊髓和腎臟息息相關。督脈通過脊骨後方，經過頭頂延伸到鼻子底下。

陰經

任脈

負責整合全身的陰經，與婦科和生殖系統有關。從會陰到下巴底下，通過身體正面的中央。

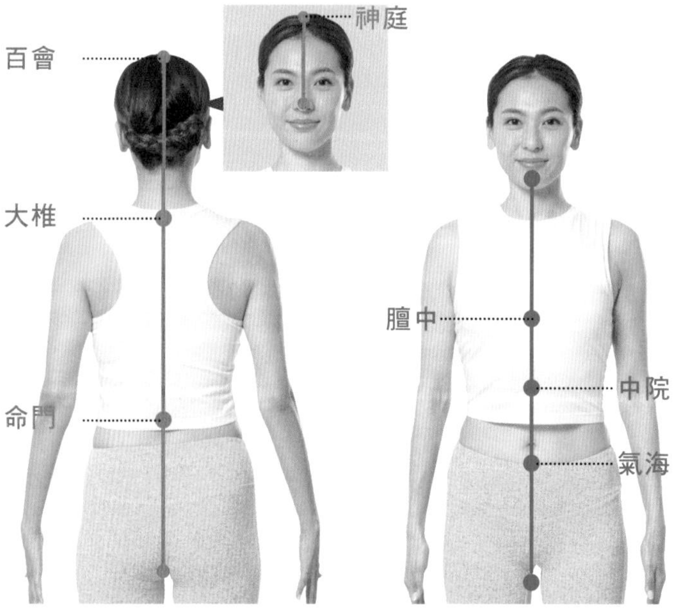

動作的說明

以不同的顏色，
標示出每個動作中會伸展到的經絡

- 伸展陰經
- 伸展陽經
- 陰陽同時伸展

「經絡拜日式」的特徵與效果

徹底伸展並驅動全身經絡，使氣的能量循環，就是經絡拜日式的目的。將注意力放在每一條經絡上，想像自己用全身呼吸。整套動作做下來，你會感覺身心舒暢，煥然一新。

另外在陰陽經絡之中，分別通過身體前、後側的正中央，負責處理陰經與陽經各自任務的是「任脈」與「督脈」。經絡拜日式的特色，是利用前後伸展脊骨的連續動作，調整氣的陰陽能量，達到平衡。

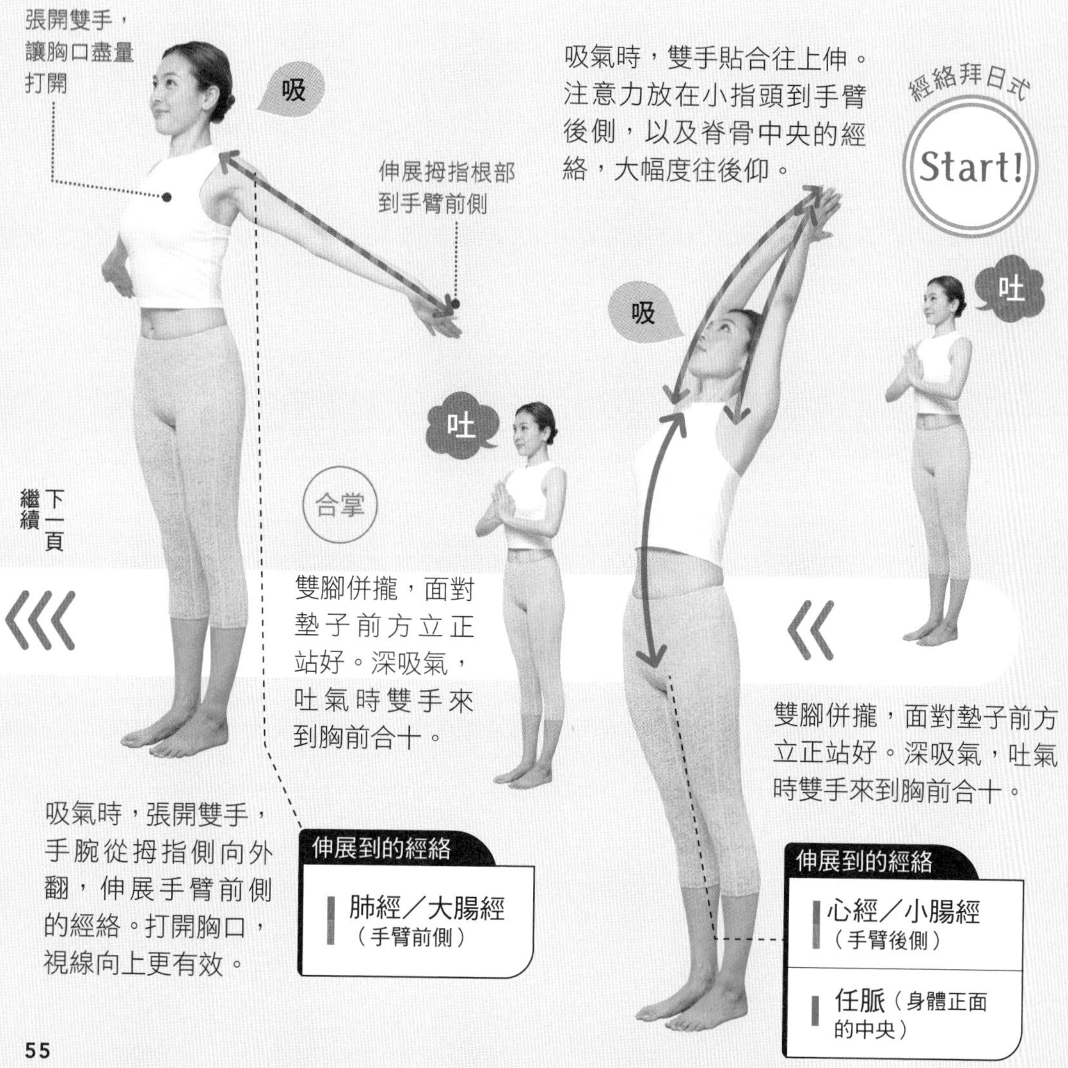
經絡拜日式
Start!
吐
吸
吐
合掌
吸
張開雙手，讓胸口盡量打開
伸展拇指根部到手臂前側

雙腳併攏，面對墊子前方立正站好。深吸氣，吐氣時雙手來到胸前合十。

雙腳併攏，面對墊子前方立正站好。深吸氣，吐氣時雙手來到胸前合十。

吸氣時，雙手貼合往上伸。注意力放在小指頭到手臂後側，以及脊骨中央的經絡，大幅度往後仰。

伸展到的經絡

- 心經／小腸經（手臂後側）
- 任脈（身體正面的中央）

吸氣時，張開雙手，手腕從拇指側向外翻，伸展手臂前側的經絡。打開胸口，視線向上更有效。

伸展到的經絡

- 肺經／大腸經（手臂前側）

下一頁繼續

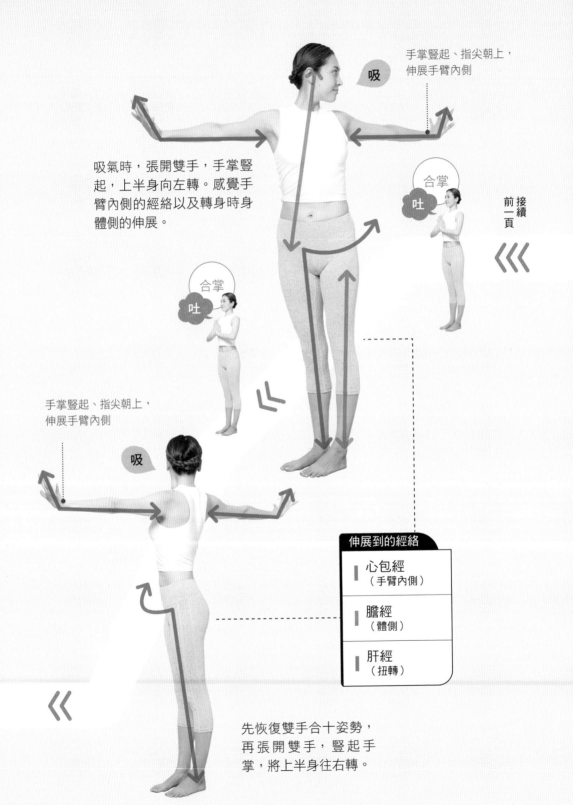

接續前一頁

手掌豎起、指尖朝上，
伸展手臂內側

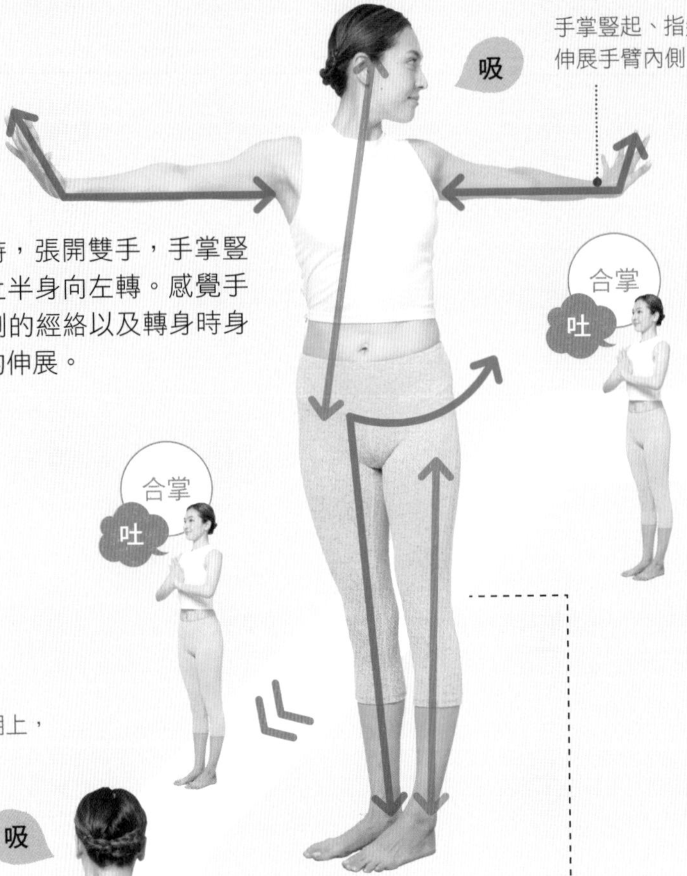

吸氣時，張開雙手，手掌豎起，上半身向左轉。感覺手臂內側的經絡以及轉身時身體側的伸展。

手掌豎起、指尖朝上，
伸展手臂內側

伸展到的經絡

心包經（手臂內側）
膽經（體側）
肝經（扭轉）

先恢復雙手合十姿勢，再張開雙手，豎起手掌，將上半身往右轉。

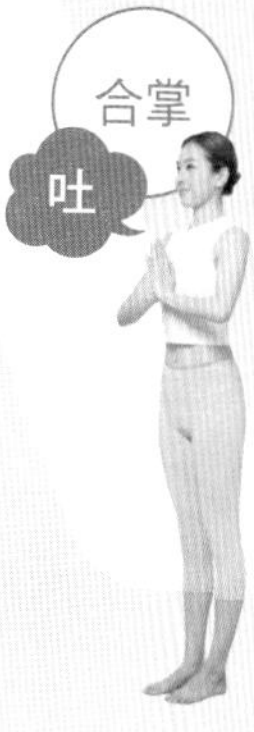

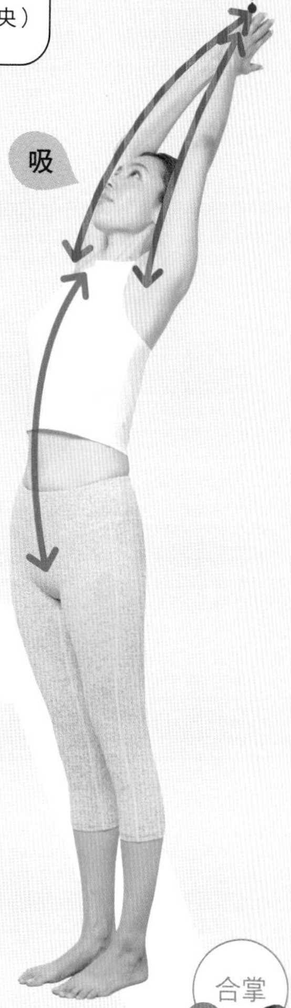

從小指開始，帶動手臂後側向後彎

吸氣時，雙手掌心貼合往上高舉，加入後仰。注意力放在小指到手臂後側，以及脊骨中央的經絡。

伸展到的經絡

心經／小腸經（手臂後側）
任脈（身體正面的中央）

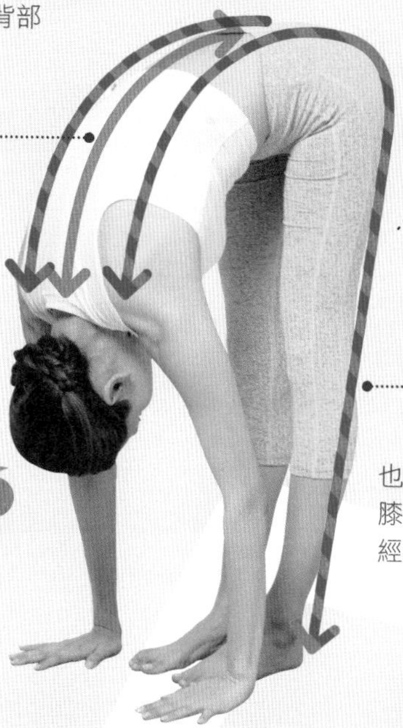

吐氣時，上半身向前彎，雙手來到地面；感覺整個背部和雙腿後側的經絡伸展。

注意力放在背部經絡的伸展

也同時感受膝蓋後側的經絡伸展

伸展到的經絡

腎經／膀胱經（身體背面）
督脈（身體後側的中央）

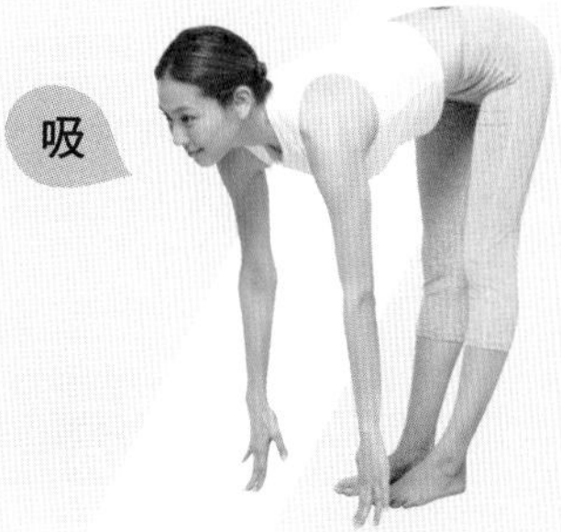

吸氣時抬頭，保持背脊平，膝蓋盡量打直。

下一頁繼續

接續前一頁

雙手十指張開、掌心貼地，吐氣時右腳往後跨一大步，左腳也跟著往後跨步，來到平板式。雙臂伸直，肩膀遠離耳朵，肚子往內收、核心出力，雙腿後側啟動。

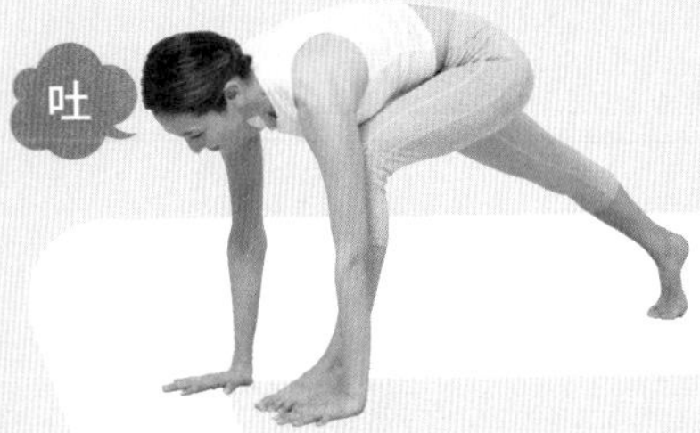

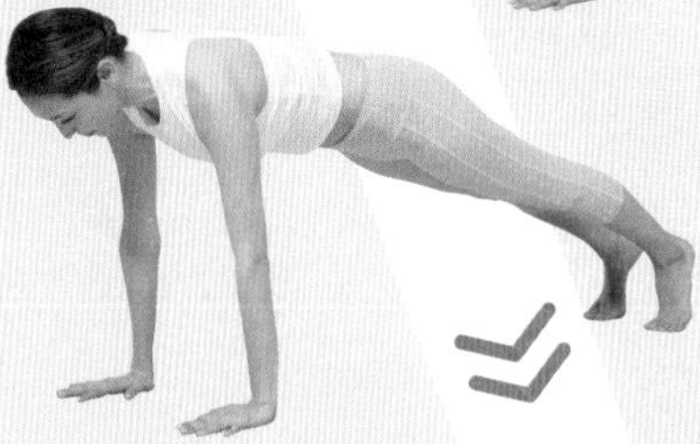

伸展到的經絡

心包經（手臂內側）

吐氣時，彎曲雙臂，讓上半身靠近地面。手肘盡可能維持九十度、靠近腰側不要往外打開，感覺經絡所在位置的手臂後側啟動。

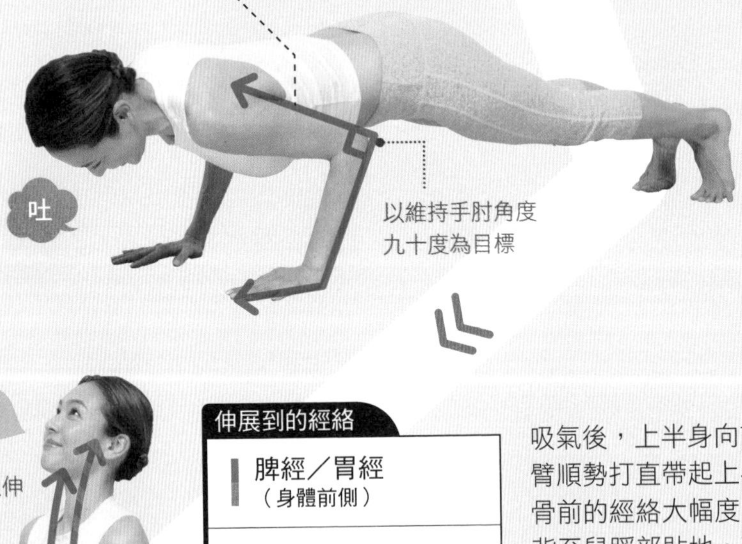

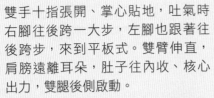

以維持手肘角度九十度為目標

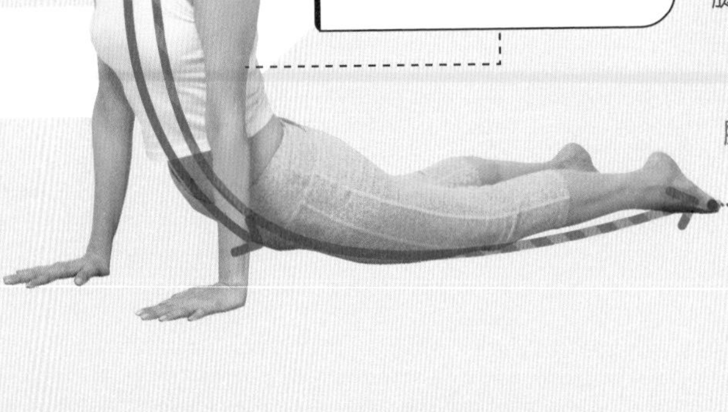

打開胸口，向上伸

伸展到的經絡

脾經／胃經（身體前側）

任脈（身體前側的中央）

吸氣後，上半身向前滑出，手臂順勢打直帶起上半身，使脊骨前的經絡大幅度向後彎。腳背至鼠蹊部貼地，確實伸展雙腿前側到上半身的經絡。

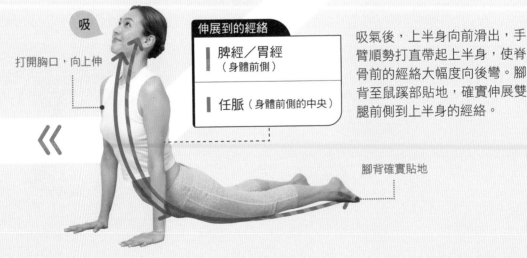

腳背確實貼地

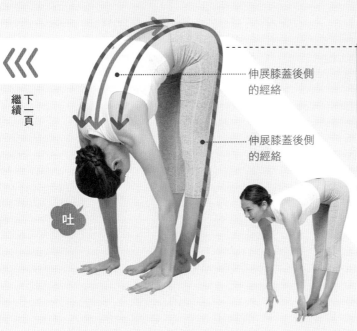

下一頁繼續

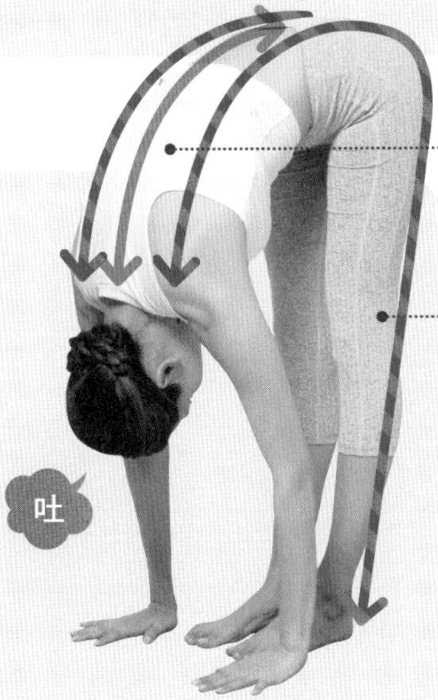

伸展膝蓋後側的經絡
伸展膝蓋後側的經絡

伸展到的經絡

腎經／膀胱經（背面）
督脈（身體背面的中央）

吐氣時，膝蓋打直，順勢前彎，伸展雙腿後側到背部的經絡。

吸氣時，右腳向前跨至雙手中間，接著左腳也跟上，雙腳併攏，抬頭手點地，維持背部一直線。

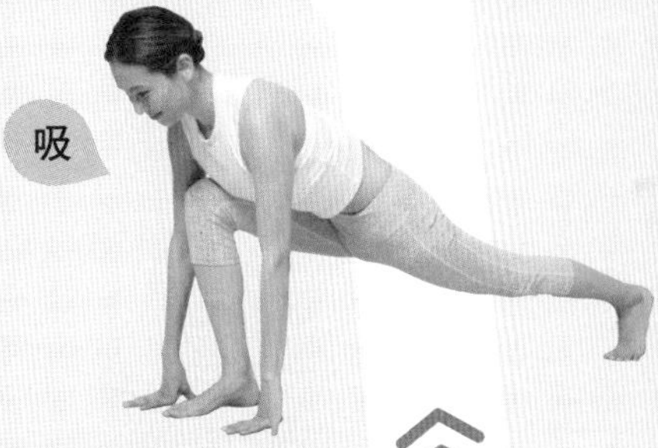

伸展到的經絡

腎經／膀胱經（背面）
督脈（身體背面的中央）

吸氣時，右腳向前跨至雙手中間，接著左腳也跟上，雙腳併攏，抬頭手點地，維持背部一直線。

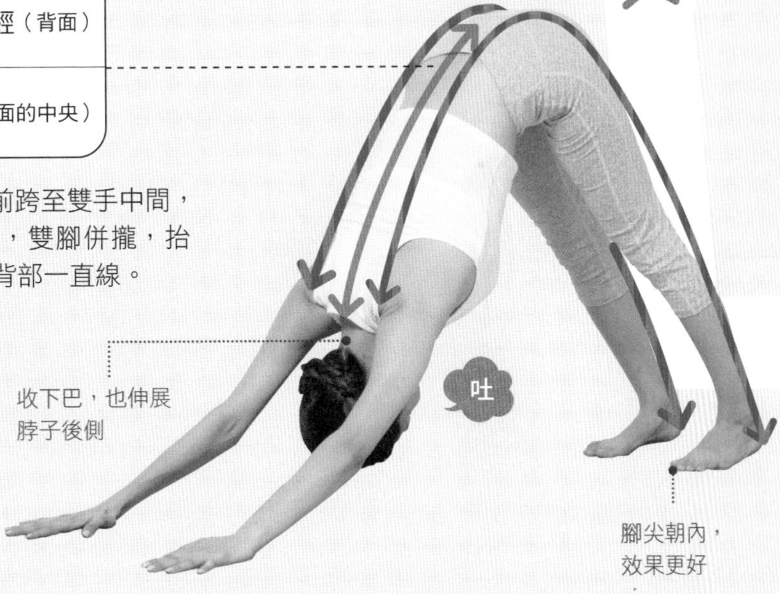

收下巴，也伸展脖子後側

腳尖朝內，效果更好

伸展到的經絡

- 心經／小腸經（手臂後側）
- 任脈（身體前側的中央）

吸氣時，雙手高舉直起上半身，雙手掌心貼合往後仰，伸展從小指到手臂後側，以及脊骨中央的經絡。吐氣時，雙手合十回到胸前。

確實伸展小指到手臂後側

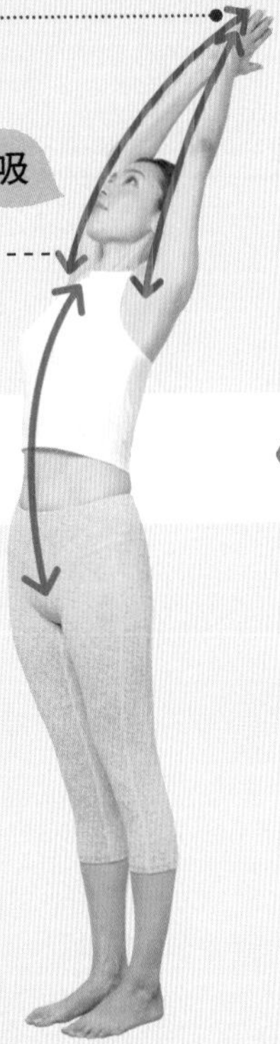

接續前一頁

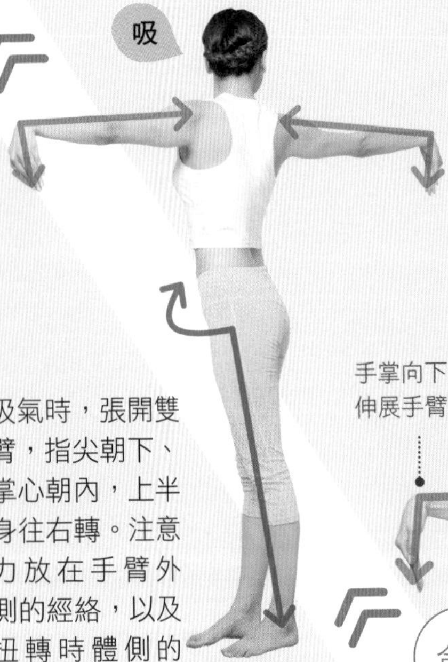

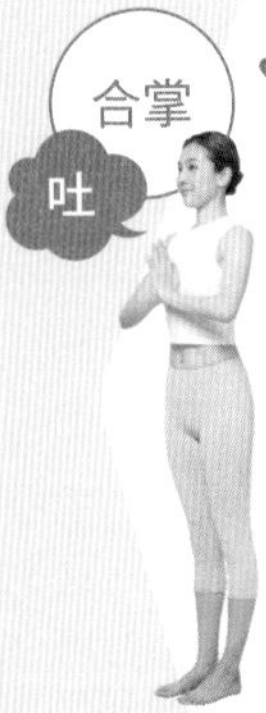

吸氣時，張開雙臂，指尖朝下、掌心朝內，上半身往右轉。注意力放在手臂外側的經絡，以及扭轉時體側的伸展。

手掌向下彎，伸展手臂外側

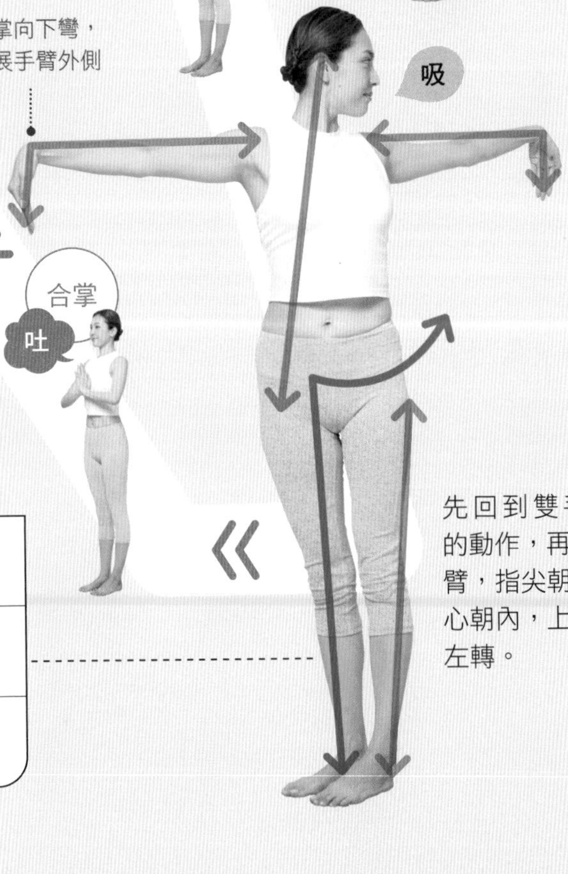

伸展到的經絡

- 三焦經（手臂外側）
- 膽經（體側）
- 肝經（扭轉）

先回到雙手合十的動作，再張開雙臂，指尖朝下、掌心朝內，上半身往左轉。

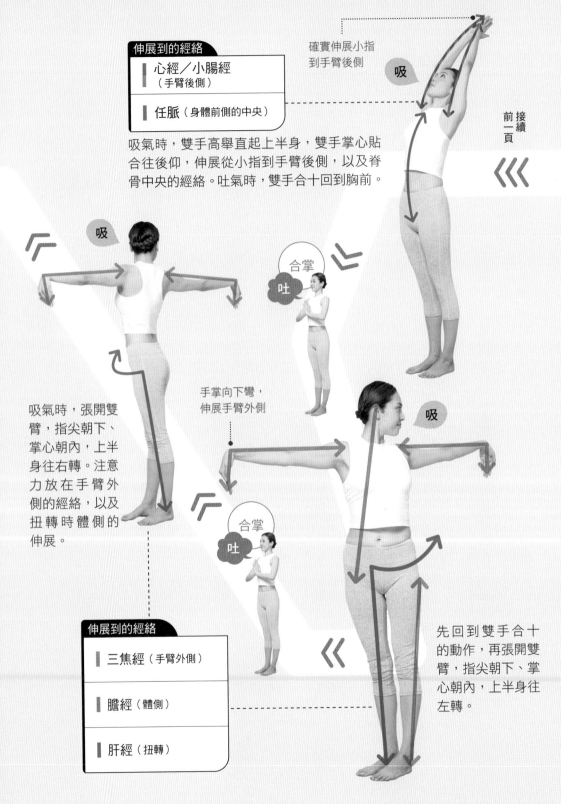

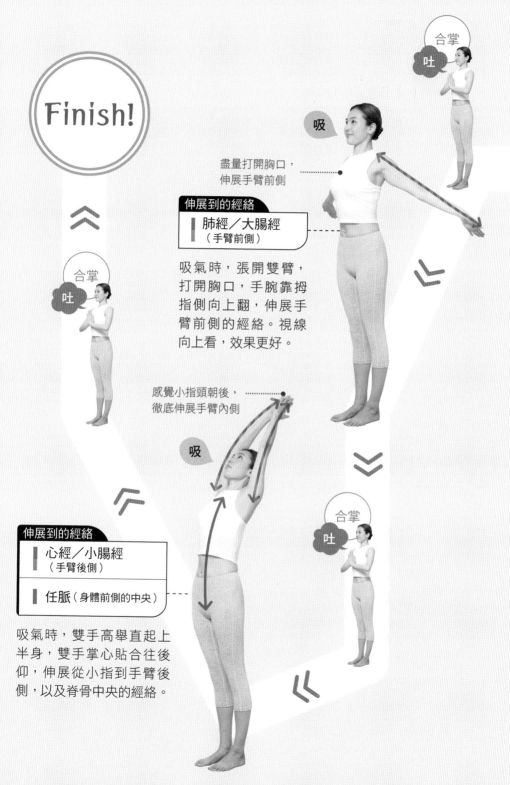

Finish!

盡量打開胸口，
伸展手臂前側

伸展到的經絡

肺經／大腸經
（手臂前側）

吸氣時，張開雙臂，打開胸口，手腕靠拇指側向上翻，伸展手臂前側的經絡。視線向上看，效果更好。

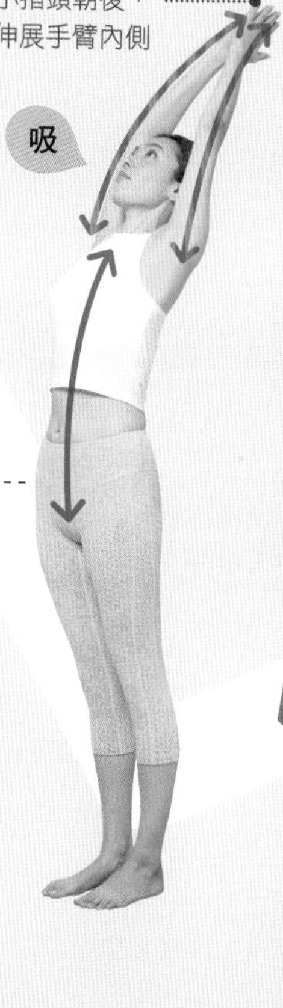

感覺小指頭朝後，
徹底伸展手臂內側

伸展到的經絡

心經／小腸經
（手臂後側）

任脈（身體前側的中央）

吸氣時，雙手高舉直起上半身，雙手掌心貼合往後仰，伸展從小指到手臂後側，以及脊骨中央的經絡。

暖身操 1

刺激手腳穴道

手指與腳趾上，有許多經絡末端的穴道；此外，手腕和腳踝附近也有重要穴道集中在此，先做做暖身操，刺激這些穴道，促使「氣」流動，從末端改善經絡堵塞問題。

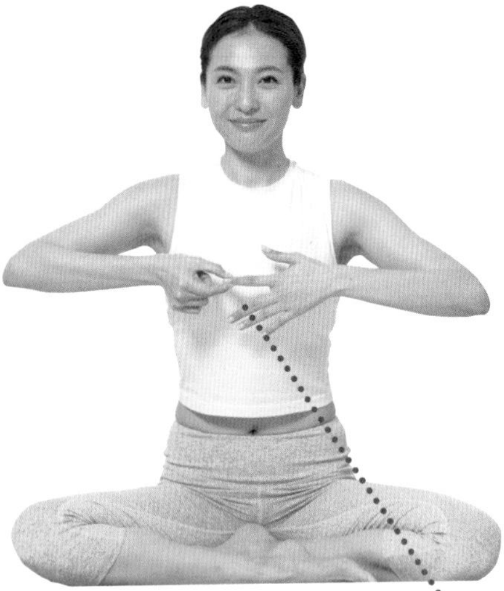

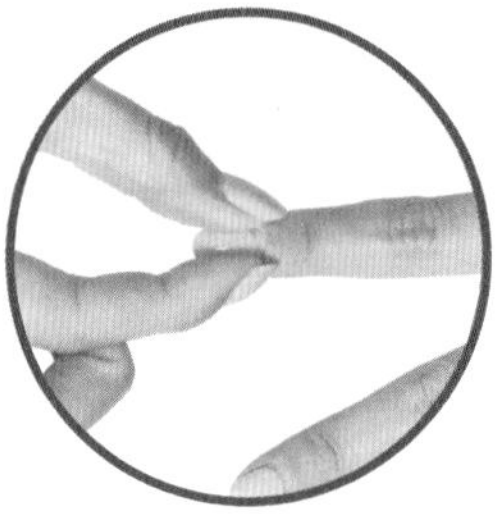

刺激手指的穴道

拇指和食指從兩側夾著另一隻手的手指指甲根部，按壓並左右搖晃五秒。訣竅是指尖要以有點痛的強度給予刺激，輪流按壓所有指頭。如果有時間，重複兩次效果更好。

繞轉手腕的經絡

雙手十指交握，手背上下翻轉畫「8」字，大幅度且緩慢地轉動手腕。進行約十秒之後，換邊再做一次。

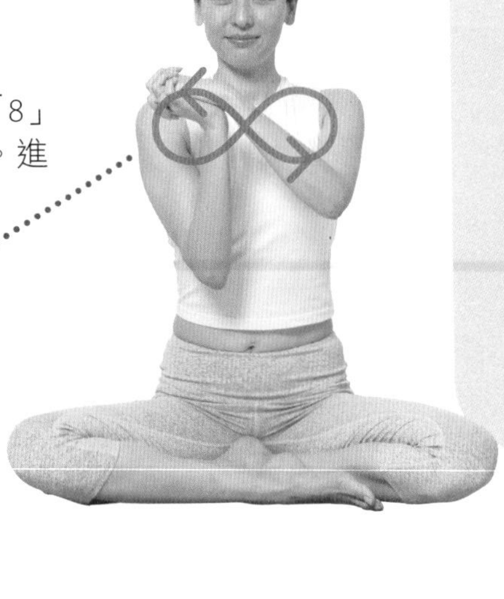

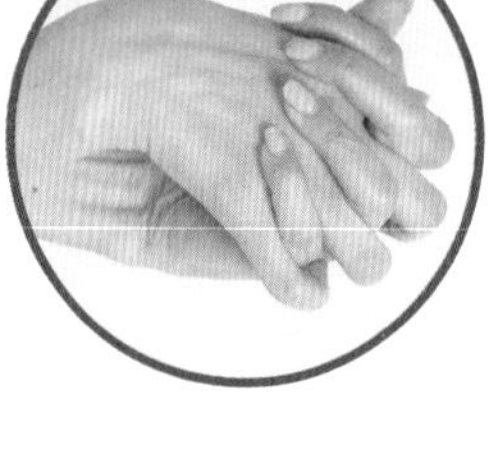

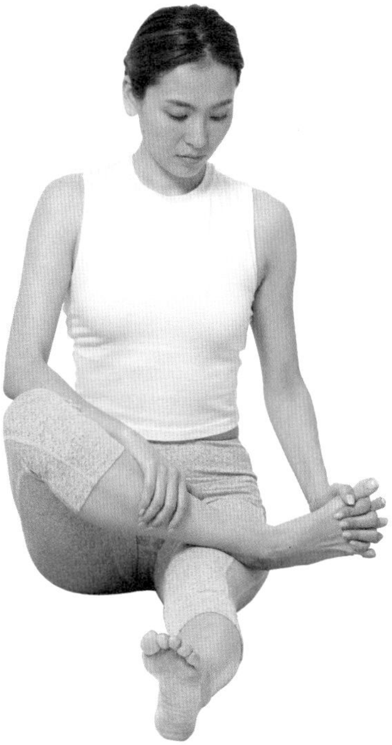

手腳交握

坐姿，雙腿往前伸直，一腳彎起跨在另一條腿上。手指深入腳趾之間握住，緩慢且大幅度轉動腳踝約十秒。換邊也以同樣方式再做一次。

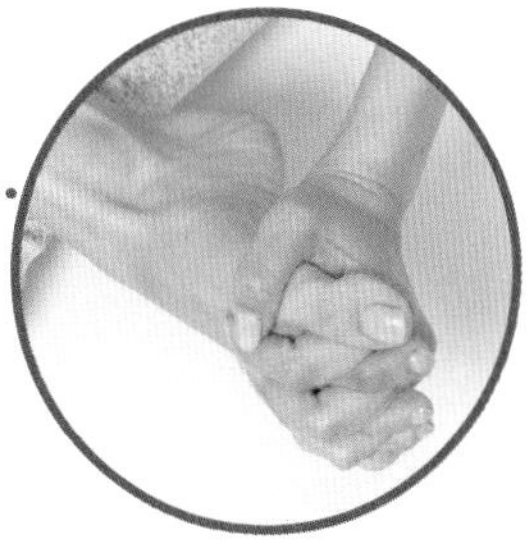

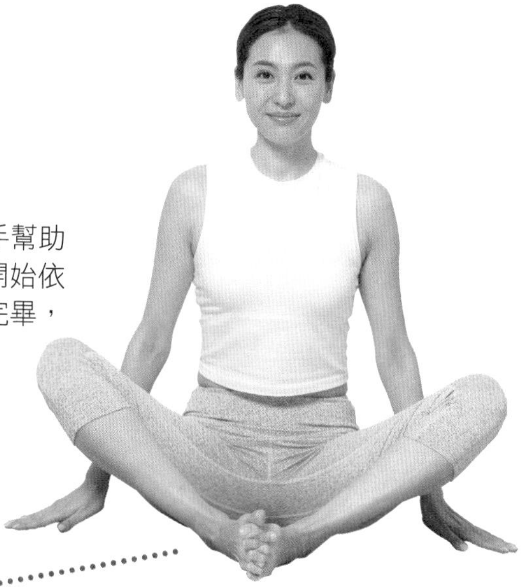

雙腳腳趾交握

坐姿，雙腳的腳底貼合，用手幫助雙腳的腳趾交握。從腳小趾開始依序扣緊，等到所有腳趾交握完畢，停留一個呼吸，再鬆開腳趾。

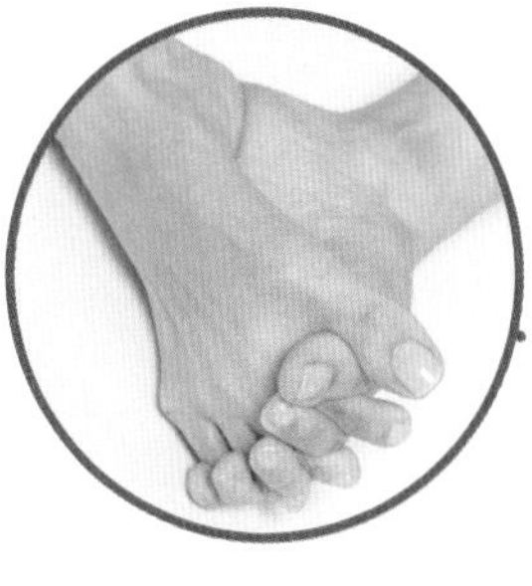

暖身操 2

拍打皮膚

接下來的「暖身操」是順著經絡拍打雙臂和雙腿，改善「氣」的暢通。氣的走向分為由外向內的「向心」，以及由內向外的「離心」，手腳陰陽經絡是向心或離心，各有不同，最重要的是必須順著經絡走向拍打。

拍打暢通手的經絡

內側（陰經）

‖

由上往下（離心）

拇指和食指從兩側夾著另一隻手的手指指甲根部，按壓並左右搖晃五秒。訣竅是指尖要以有點痛的強度給予刺激，輪流按壓所有指頭。如果有時間，重複兩次效果更好。

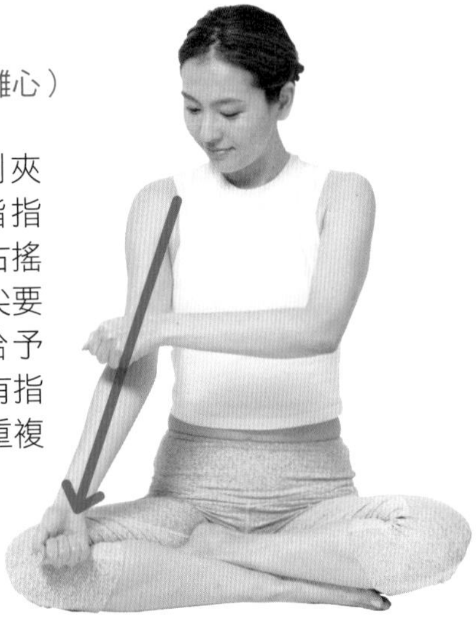

外側（陽經）

‖

由下往上（向心）

拇指和食指從兩側夾著另一隻手的手指指甲根部，按壓並左右搖晃五秒。訣竅是指尖要以有點痛的強度給予刺激，輪流按壓所有指頭。如果有時間，重複兩次效果更好。

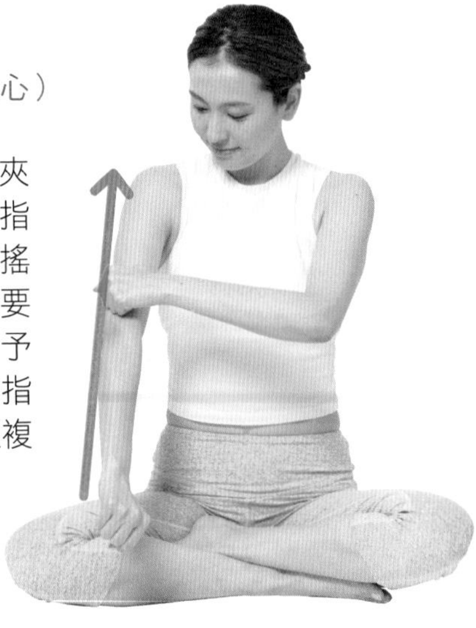

拍打暢通腳的經絡

外側（陽經）
‖
由上往下（離心）

雙手握拳，輕輕拍打從大腿根部到腳踝，「陽」氣通過的腳外側經絡。由上往下重複拍打四次。

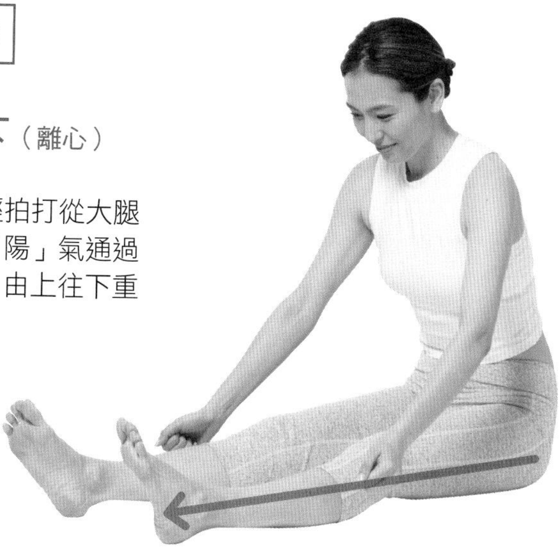

內側（陰經）
‖
由下往上（向心）

雙腿微張，雙手握拳，輕輕拍打從腳踝到大腿根部，「陰」氣通過的腳內側經絡。由下往上重複拍打四次。

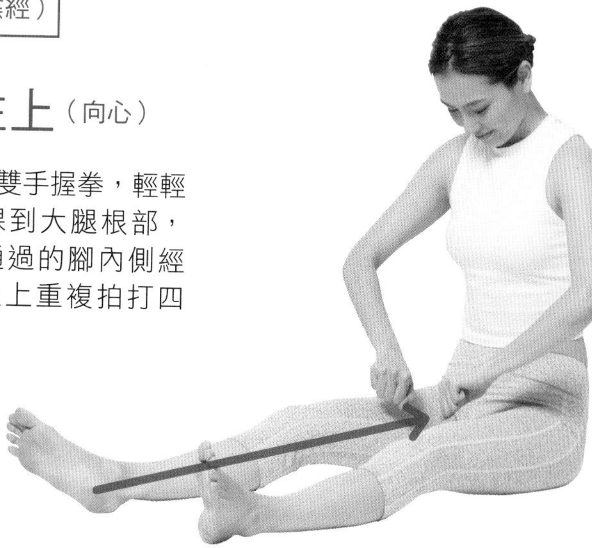

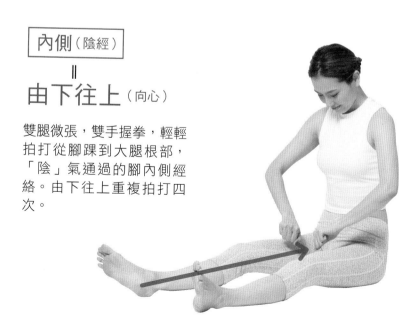

手太陰肺經

手陽明大腸經

解決呼吸系統、乾燥和免疫力差所造成的不適

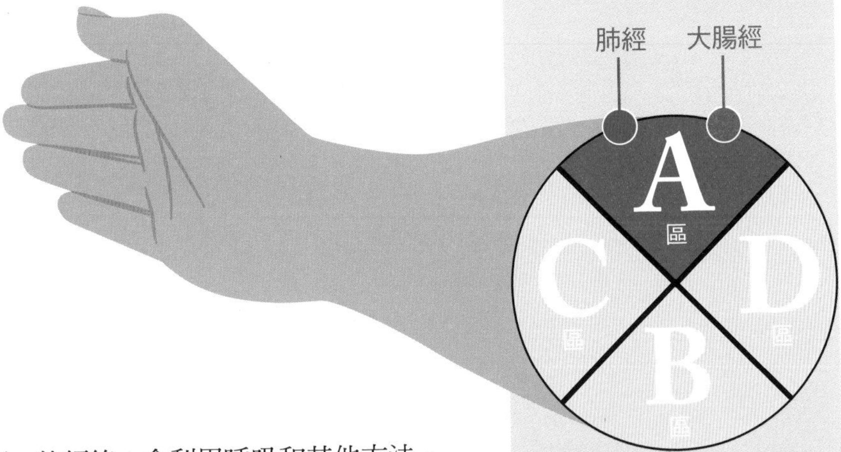

「手臂 A 區」的經絡，會利用呼吸和其他方法，讓新鮮的「清氣」進入體內，並排出體內淘汰或多餘的物質，扮演「過濾器」角色。除了管理全身的水循環、調整排便功能之外，也負責照顧免疫機能。

有效改善以下問題

- 便祕
- 鼻塞
- 氣喘
- 喘不過氣
- 過敏性鼻炎
- 容易感冒的體質
- 皮膚問題
- 肌膚乾燥
- 皺紋

通過這一區的重要經絡

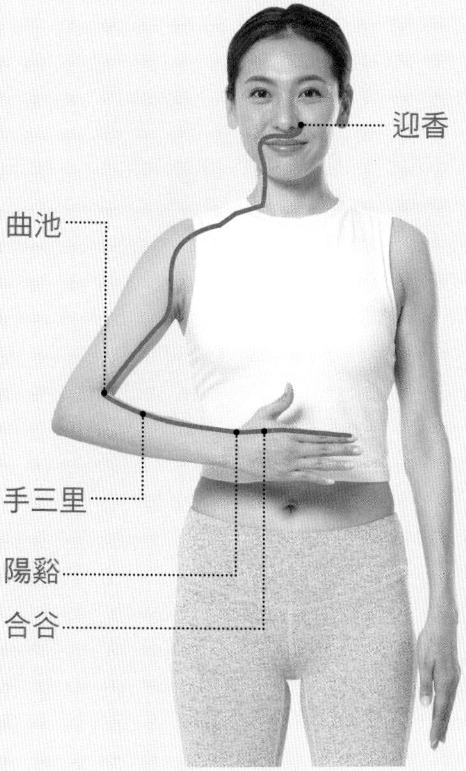

大腸經

食指指甲外側沿著指根的骨頭，往手臂外側上半部延伸，連接肩膀到下顎前側，直到相反方向的鼻翼外側。

肺經

從肩膀來到體表，接著延伸到手臂內側上半部，通過手腕靠拇指側的側面，連接到拇指指甲外側的邊緣。

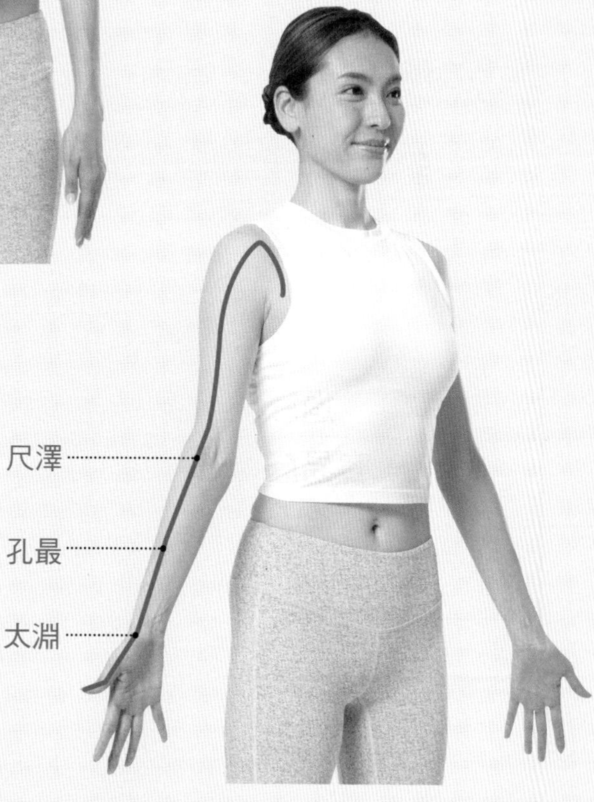

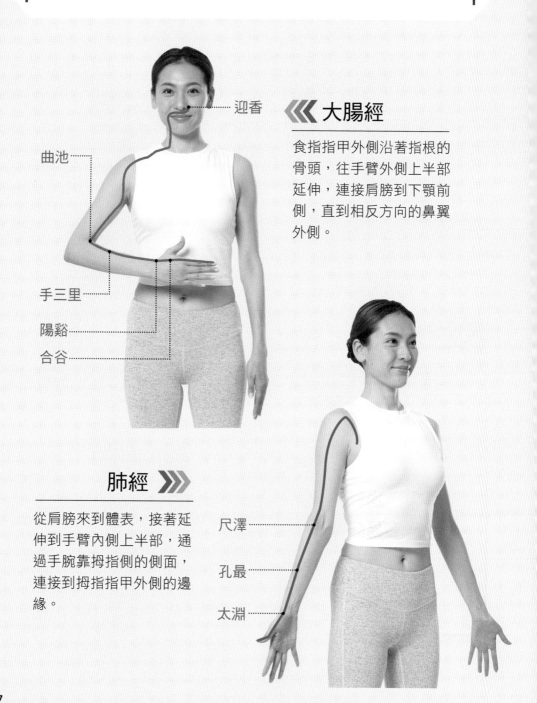

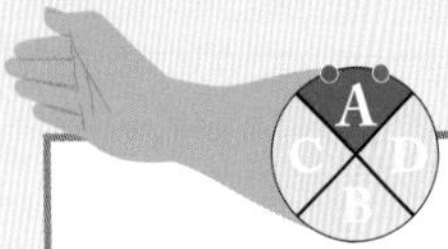

手太陰肺經
手陽明大腸經

CHECK!

立刻檢查！經絡堵塞了嗎？

從自己的方向看向手的時候，從拇指側通過手臂側面的，是 A 區的肺經與大腸經。伸展這裡如果感覺疼痛、卡卡的或緊繃，可能就是經絡堵塞了。

肩關節

CHECK! → 前側

胸口打開，肩關節到手臂伸直向後拉。感覺手臂前側是否難以伸展。

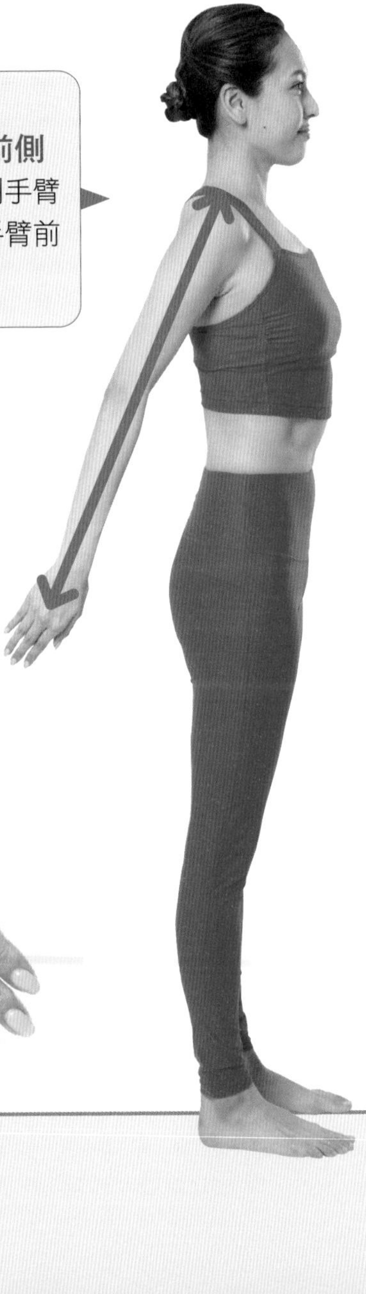

手腕

CHECK! → 拇指側

從拇指側向下彎曲手腕，檢查側面是否難以伸展，或是感覺不舒服。

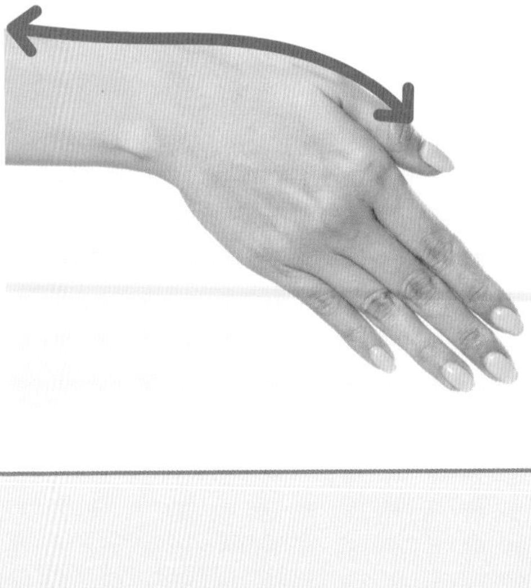

「肺經」負責在呼吸時，吐出體內老舊的「濁氣」，吸入新鮮的「清氣」，也扮演「過濾器」的角色，排出體內廢物與過剩物質。因此，肺功能一旦有狀況，就會發生呼吸系統與鼻子問題、對於寒暑刺激敏感引發不適。

另外，肺經也有促進體內水循環的功能。與肺經成對，交互發揮作用的「大腸經」，也同樣深深影響到免疫力。大腸的作用是更進一步排出小腸廢物的水分，製造糞便。因此，刺激肺經、大腸經通過的手臂前側A區，就能有改善便祕與乾燥造成的不適並緩和過敏性症狀等等效果。

暢通經絡的瑜伽動作

手太陰肺經
手陽明大腸經

A 區

EASY

伸直手臂，站姿開腿前彎

利用前彎，拉伸手臂前側的 A 區。張開雙腿維持下盤穩定，利用身體本身的重量逐步伸展經絡，應該會感覺很舒服。

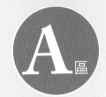

Start!

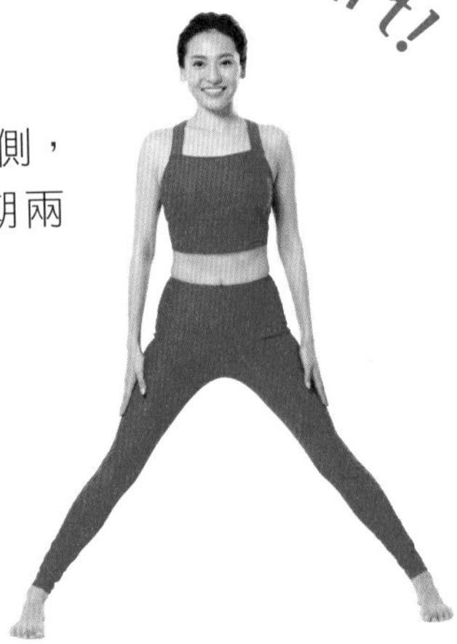

1 雙腿張大站立

手臂垂放在身體兩側，背部挺直，雙腳朝兩側跨大步張開。

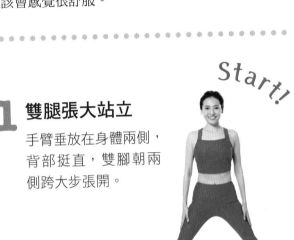

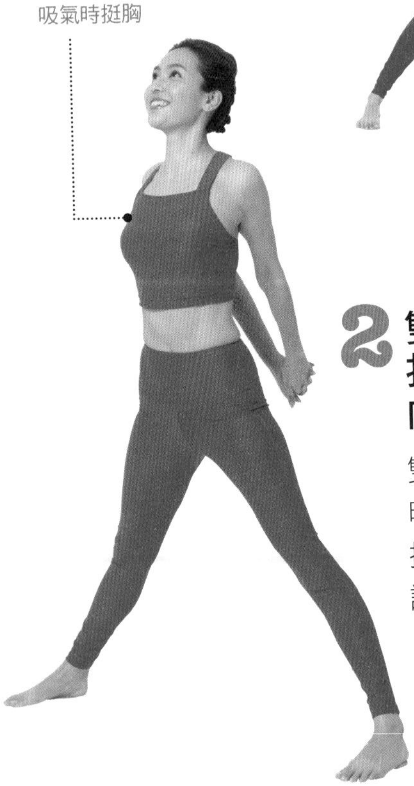

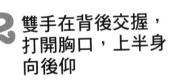

2 雙手在背後交握，打開胸口，上半身向後仰

雙手在背後交握，吸氣時打開胸口、手臂向後拉伸，感覺肩胛骨靠近，讓上半身往後仰。

Finish!

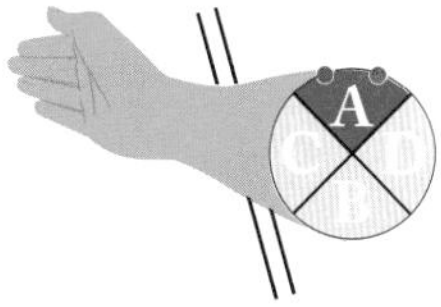

前彎時，順勢讓手臂前側離開身體

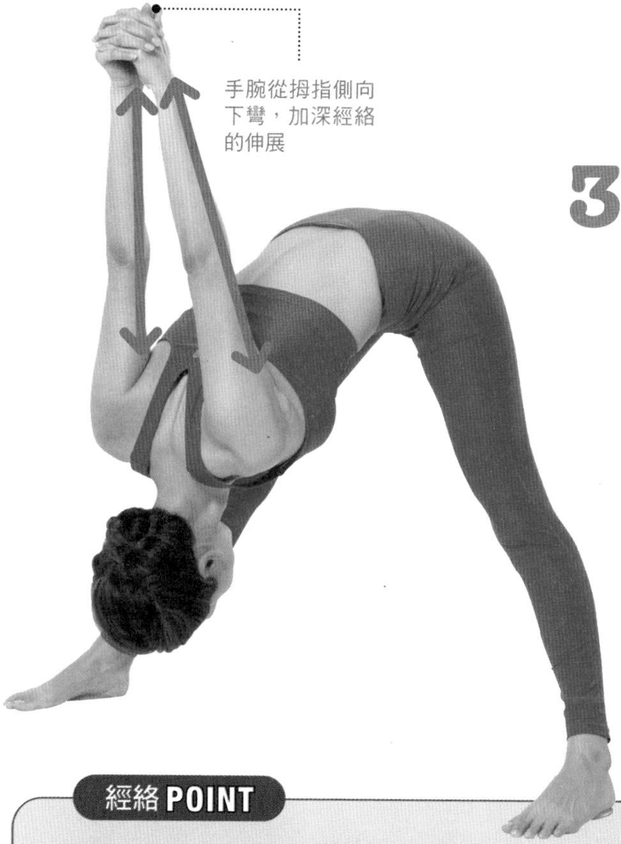
手腕從拇指側向下彎，加深經絡的伸展

3 上半身前傾，帶動雙手往前舉

吐氣時，交握的雙手隨著上半身前彎向上舉起。注意力放在手臂前側的經絡上，想像把呼吸送入該處，停留五個呼吸。下一個吸氣時，慢慢直起上半身。

經絡 POINT

雙手掌心貼緊交握，才能刺激手臂前側的經絡

雙手掌心貼緊交握，才能刺激手臂前側的經絡雙手緊貼，收緊腋下，感覺兩邊肩胛骨往中間靠攏，確實地伸展手臂前側。手腕從拇指側向下彎，就是更加伸展並刺激經絡的關鍵。

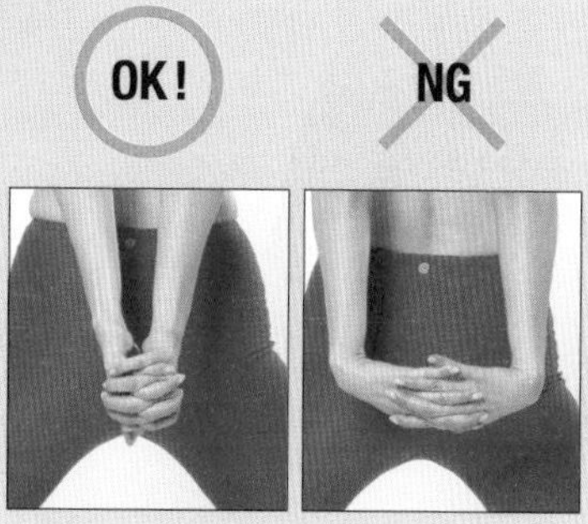
OK!
NG

手太陰肺經
手陽明大腸經

A區

HARD

伸展手臂與身體正面

這個動作像是在做反向的平板，肌肉收縮時，兩端的肌腱會伸長，這時候的重點是手臂前側用力，想像把呼吸送進此處，感覺經絡的伸展。

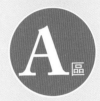

Start!

1 坐姿，雙腳併攏往前伸直

雙腳伸直併攏坐下。雙手自然垂放在身體兩側，手掌貼地，背部挺直。

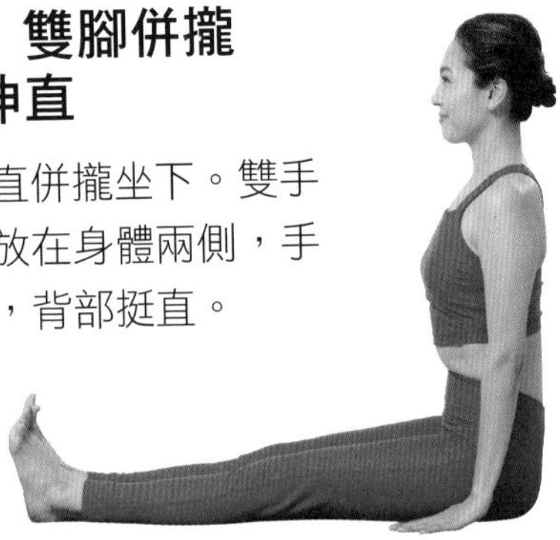

2 手指向後，掌心貼地，支撐身體

雙手的手指朝向後方，離開身體一小段距離；掌心貼地。挺胸時，吸氣再吐氣，呼吸一次。

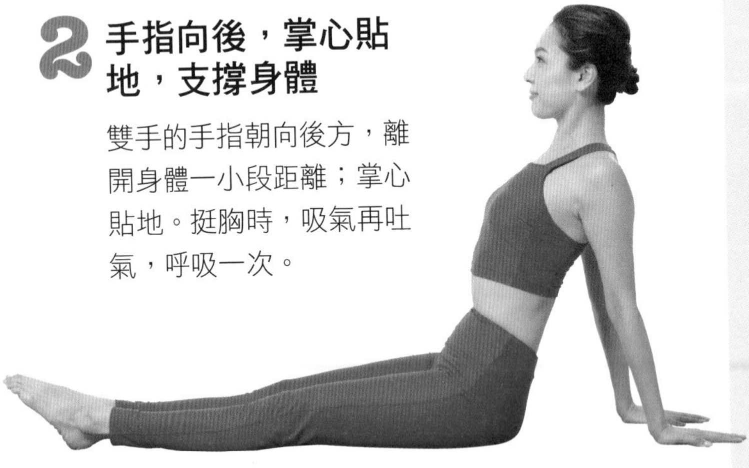

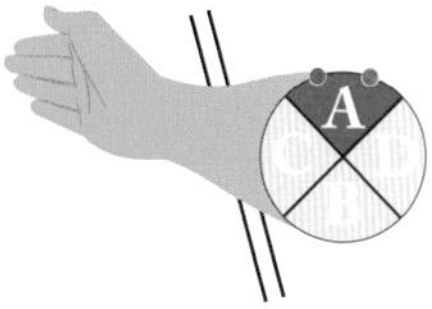

A

手在背後撐起身體，利用體重刺激經絡

3 全身呈一直線，把呼吸送進手臂前側

吸氣時，抬高臀部，使全身呈一直線。注意力放在支撐身體的手臂前側，想像把呼吸送進這裡，停留五個呼吸。吐氣時，放下臀部恢復坐姿。

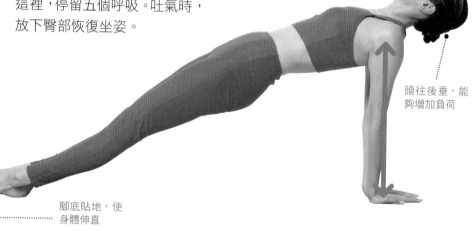

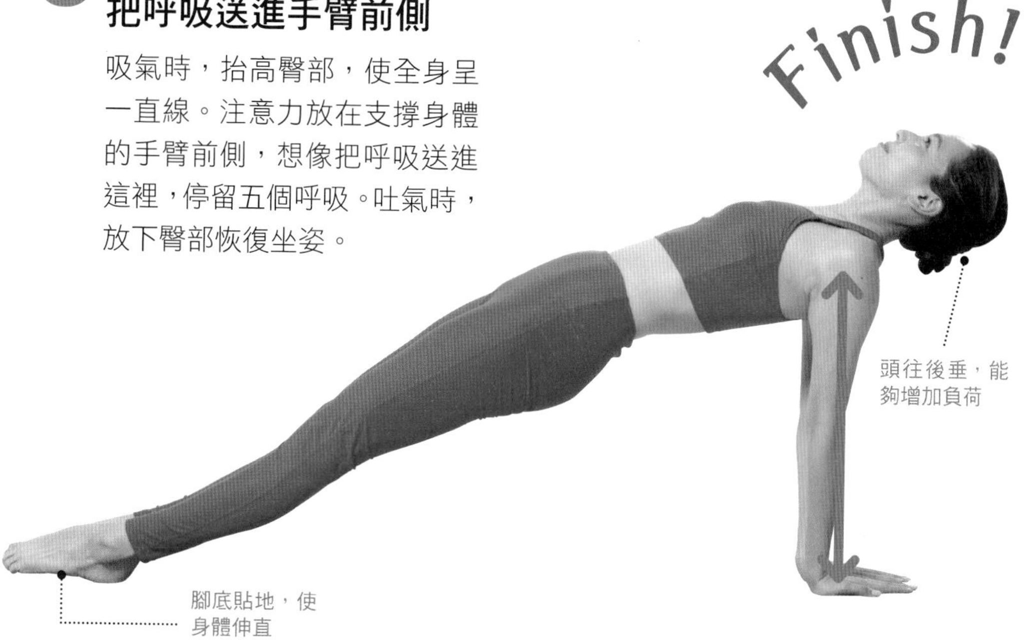

Finish!
頭往後垂，能夠增加負荷
腳底貼地，使身體伸直

經絡 POINT

將雙手的小指頭靠攏，強度更高

與一般瑜伽姿勢不同，這個姿勢的手指向後是重點。如果還可以的話，把雙手的小指靠攏在一起，收緊腋下，更能夠刺激經絡。

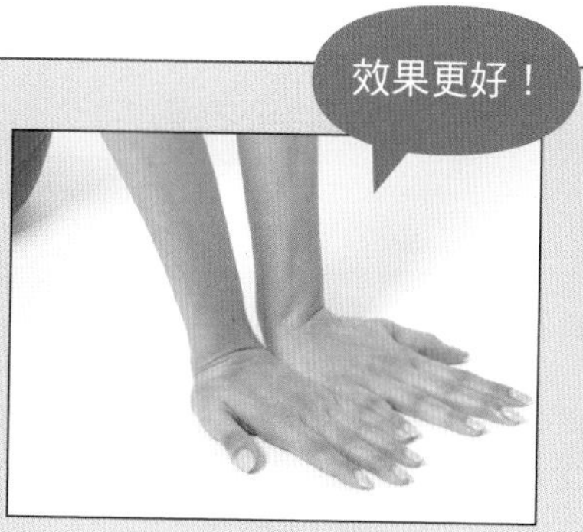

效果更好！

手少陰心經

手太陽小腸經

改善血液循環，控制發熱與流汗

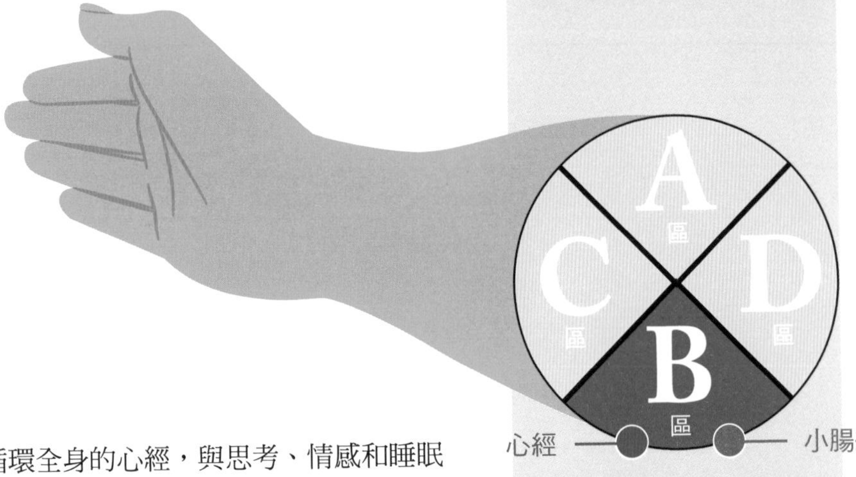

幫助血液循環全身的心經，與思考、情感和睡眠品質也息息相關；與之成對的小腸經，是從肩胛骨連接到脖子的經絡。只要改善堵塞，就能夠改善肩膀四周的不適！

有效改善以下問題
肩膀僵硬
五十肩
更年期症狀
心悸
失眠
淺眠
壓力
多汗

通過這一區的重要經絡

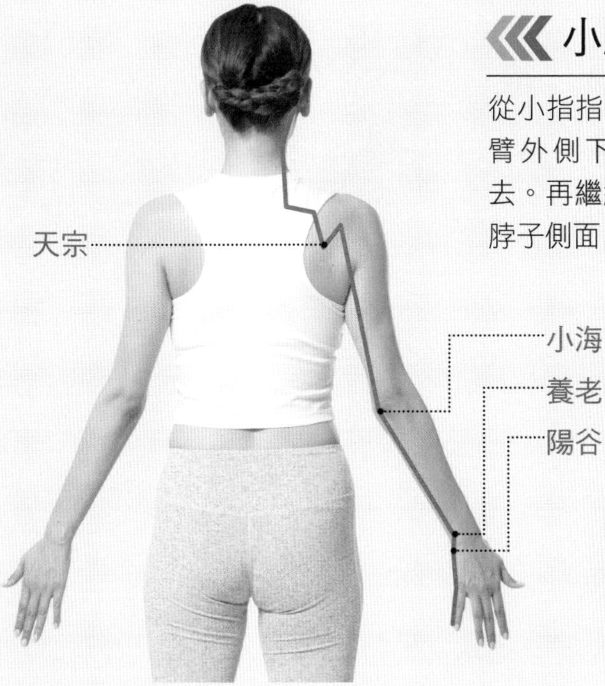

小腸經

從小指指甲外側起，通過手臂外側下半部，往肩關節去。再繼續經過肩胛骨來到脖子側面，延伸到臉。

心經

從腋下來到體表，通過手臂內側下半部，經過手掌心的小指側，最後來到小指指甲內側的邊緣。

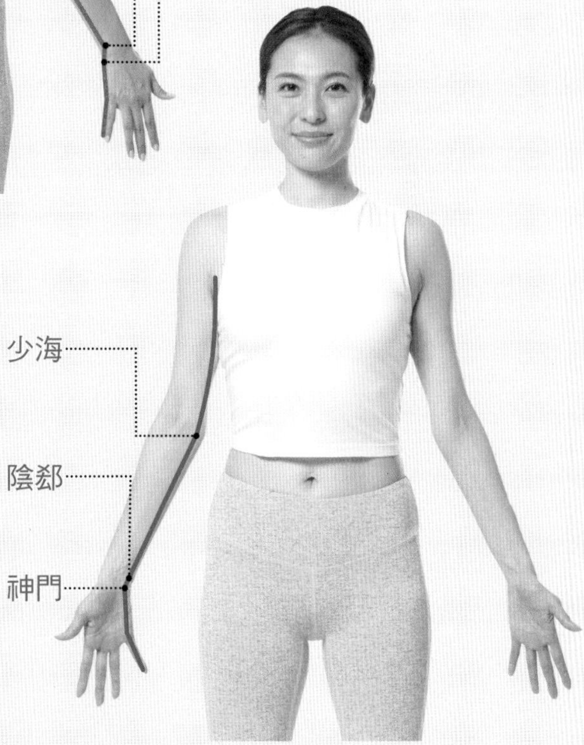

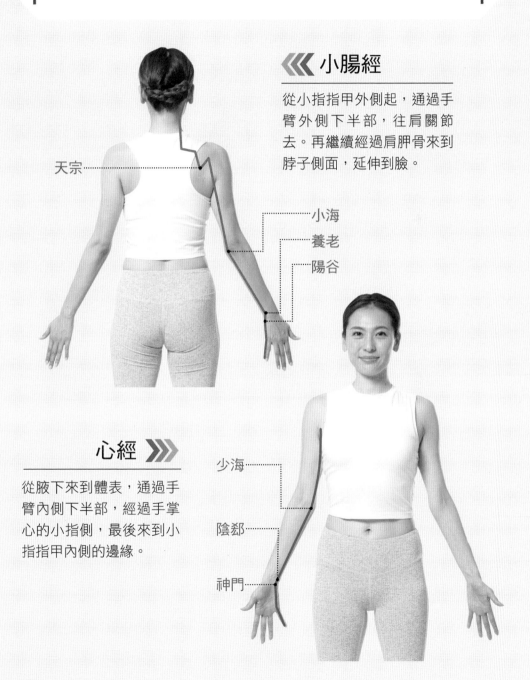

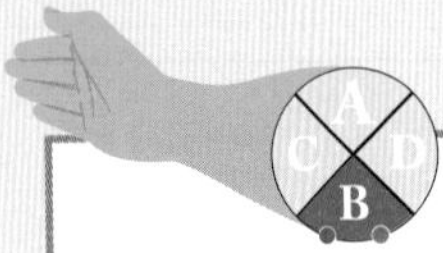

手少陰心經
手太陽小腸經

CHECK!

立刻檢查！經絡堵塞了嗎？

B 區的心經與小腸經，位在小指側到手臂後側。從小指側伸展手掌與手臂時，如果感覺到疼痛、不舒服、動作有困難，就是這一區的經絡堵塞了。

肩關節

CHECK！ → 背後

雙手高舉過頭伸直，感覺看看小指側到手臂後側是否有異狀。

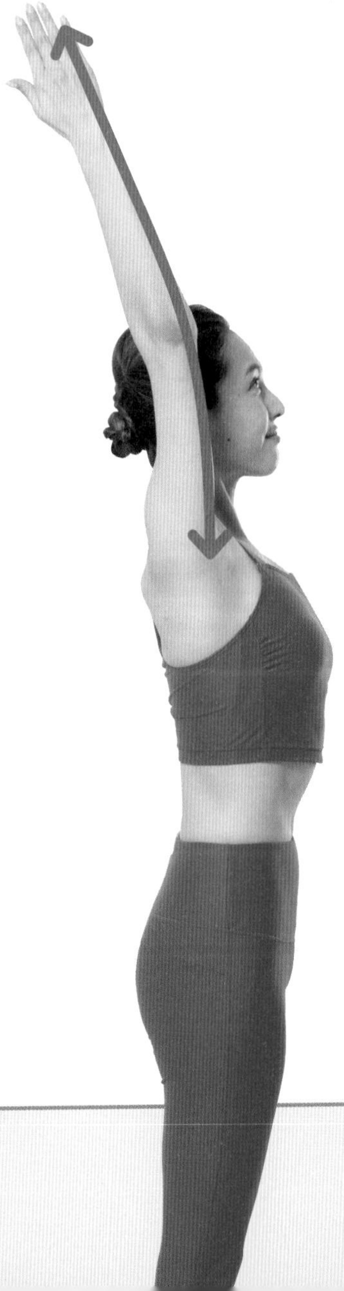

手腕

CHECK！ → 小指側

手腕從小指側往上彎時，檢查側面是否感覺緊繃，或難以做到動作。

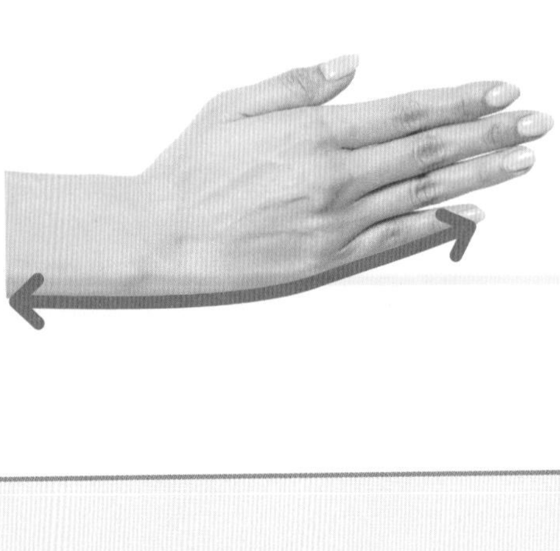

五臟六腑分別有既定的功能，並且交相影響；主導五臟六腑的是「心經」，是生命活動的總司令，不只會影響身體，也會影響思考、情緒、記憶、睡眠等腦神經系統的功能。

另外，心經也是全身血流的幫浦，與循環系統的症狀有關。而且，因為心經有強烈的「陽」氣，一旦堵塞，就會打亂平衡，造成體內鬱熱，出現煩躁、焦慮等等精神方面的負面狀況。

與心經在小指交會的是「小腸經」，負責篩選飲食的養分與廢物。這條經絡從肩胛骨連接到脖子，只要伸展經絡通過的手臂後側B區，就能夠促進循環、改善肩膀四周的不適。

暢通經絡的瑜伽動作

手少陰心經
手太陽小腸經

B區

EASY

伸展手臂後側的「小狗式」

這是日常生活中很少用到的部位，也容易緊繃；只要伸展手臂後側，就會感到格外舒暢。注意力要放在從手臂根部延伸出來的經絡上，深呼吸，想像把呼吸送進經絡。

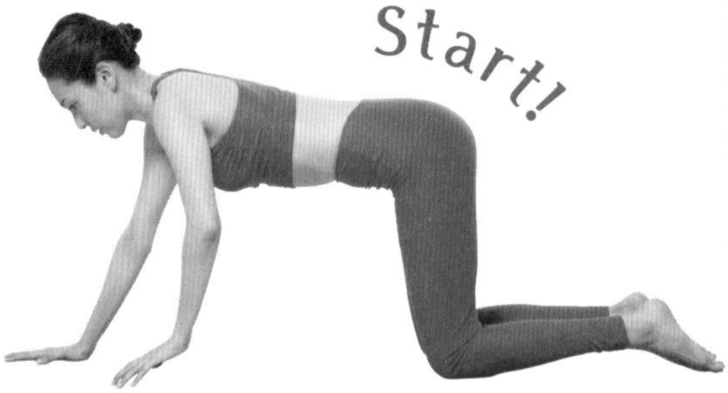

1 四肢跪地，雙手向前爬

以四足跪姿開始，膝蓋要在臀部正下方，吸氣時，雙手向前爬行。

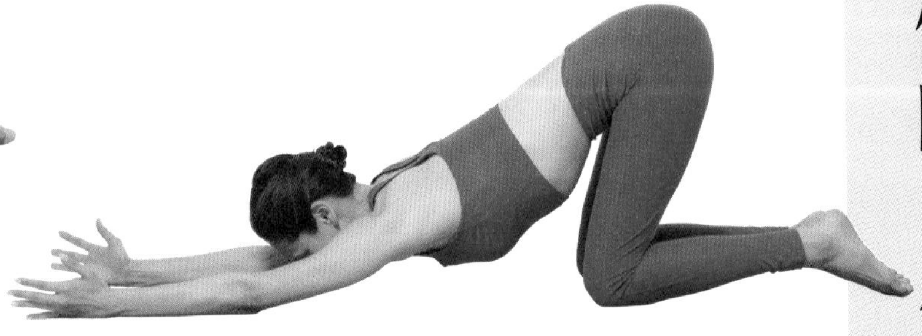

2 胸口靠近地面，伸直手臂

雙手往前走，讓胸部逐漸靠近地面，吐氣時，手臂往前伸直，讓手掌側面與手臂後側貼地。

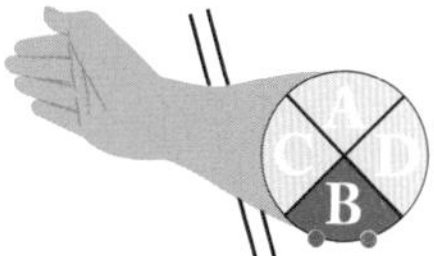

貼地的手臂伸直，從手臂根部伸展經絡

3 手腕往上彎，把呼吸送進經絡

接著從小指側邊往上彎，想像把呼吸送進經絡，停留五個呼吸。尾骨向上，就像是把臀部輕輕往後拉，這樣可以更加伸展經絡。吸氣時，回到原本的動作。

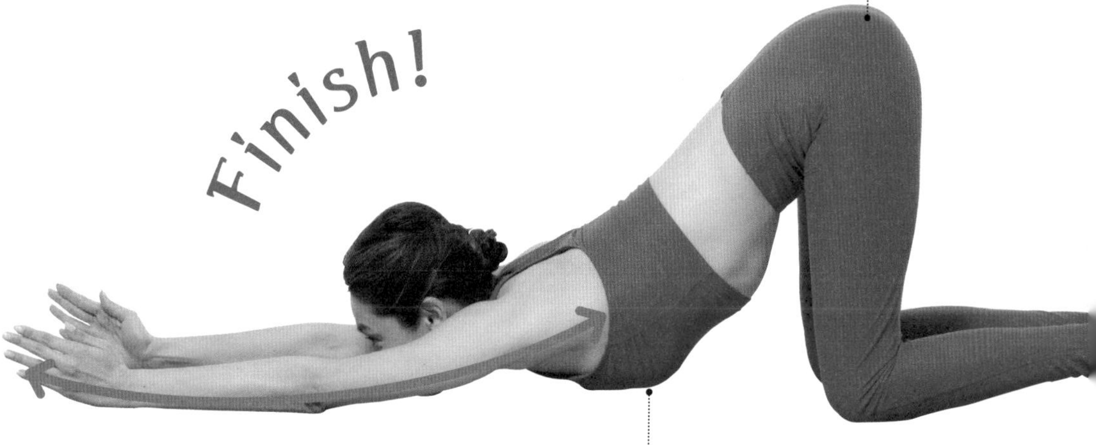
尾骨向上，臀部向後拉，
可以更進一步伸展經絡
Finish!
讓胸口靠近地面

經絡 POINT

手掌在小指側彎起，加強伸展手臂後側

貼地的手掌從小指側邊彎起往上抬，可以加深手臂後側的經絡伸展。加上挺胸、臀部向後拉，都可以強化效果。

手少陰心經
手太陽小腸經

B區

HARD 加入後彎的「英雄一」

「英雄式」是一般大眾最熟悉的瑜伽姿勢之一，在經絡瑜伽的動作中，要順勢伸展手臂後側的經絡。在保持平衡的同時，將整個上半身確實往後彎，感覺經絡的連結。

Start!

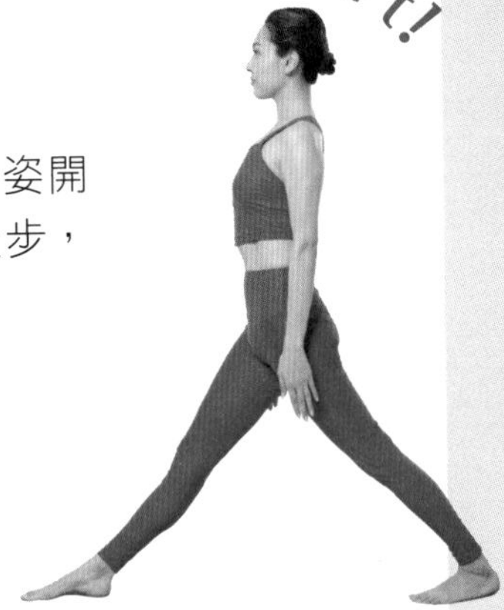

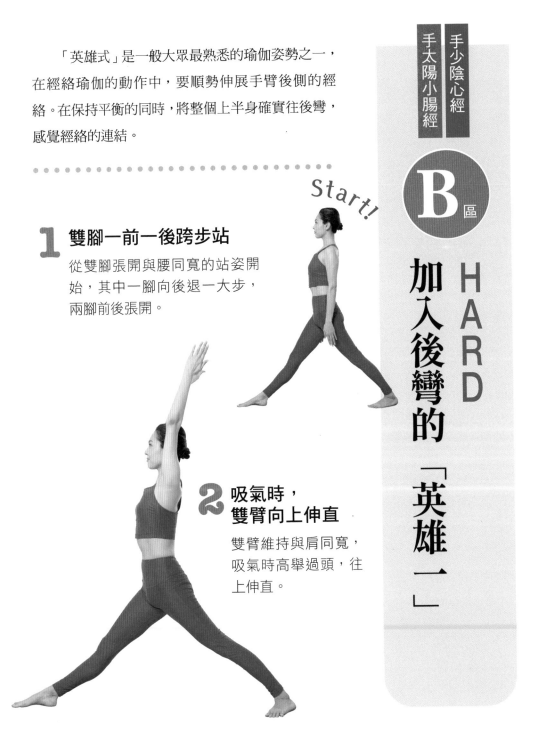

1 雙腳一前一後跨步站

從雙腳張開與腰同寬的站姿開始，其中一腳向後退一大步，兩腳前後張開。

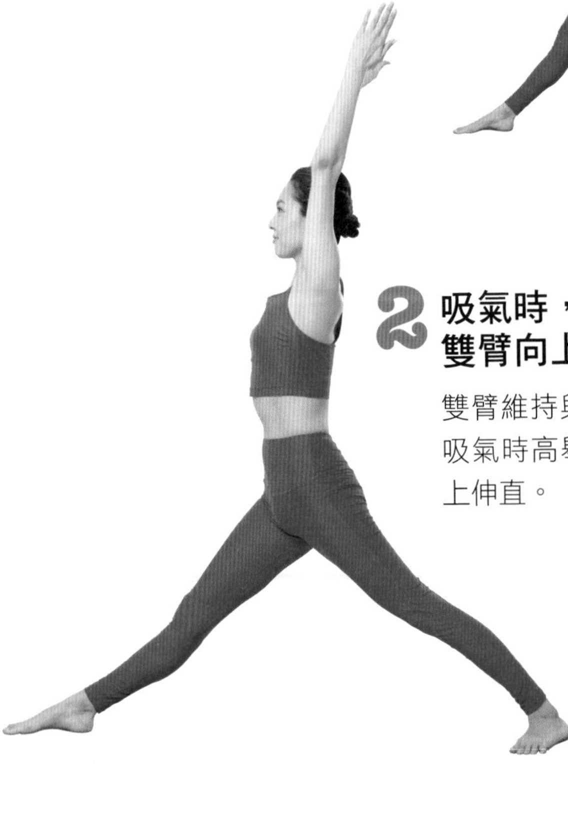

2 吸氣時，雙臂向上伸直

雙臂維持與肩同寬，吸氣時高舉過頭，往上伸直。

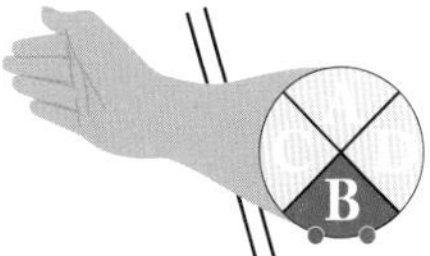

注意力放在小指側的經絡，順著上半身向後彎

經絡 POINT

手腕向後彎可提昇經絡伸展的效果

手掌小指側向後彎，更能夠伸展到舉高手臂的經絡。上半身從胸口後彎，可從手臂根部確實刺激經絡。

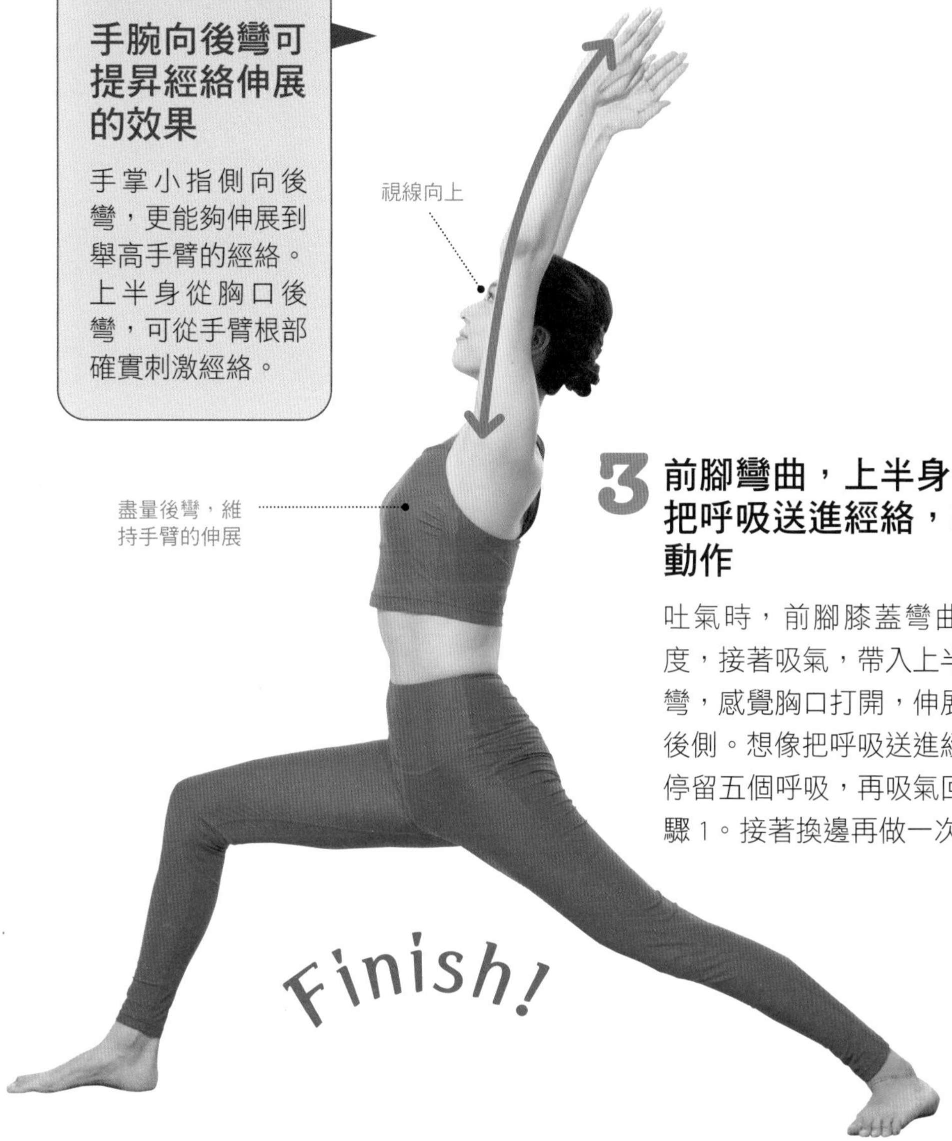

3 前腳彎曲，上半身仰，把呼吸送進經絡，維持動作

吐氣時，前腳膝蓋彎曲九十度，接著吸氣，帶入上半身後彎，感覺胸口打開，伸展手臂後側。想像把呼吸送進經絡，停留五個呼吸，再吸氣回到步驟 1。接著換邊再做一次。

手厥陰心包經

保持平穩情緒，讓身心安定

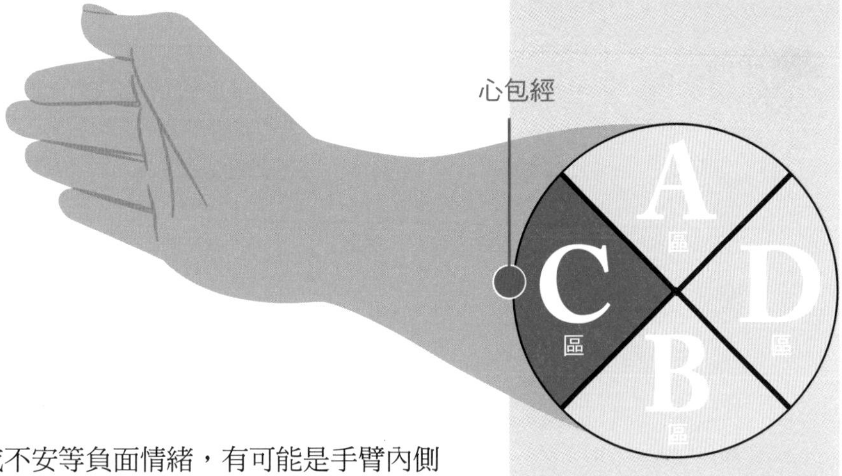

感到煩躁或不安等負面情緒，有可能是手臂內側的心包經堵塞的緣故。這條經絡連接手臂內側到胸部，伸展這一區促進循環，能夠感受到這一帶與情緒都輕盈舒暢起來。

有效改善以下問題

- 胸痛
- 心悸
- 手臂疲勞
- 手麻
- 壓力
- 容易緊張
- 暈車

通過這一區的重要經絡

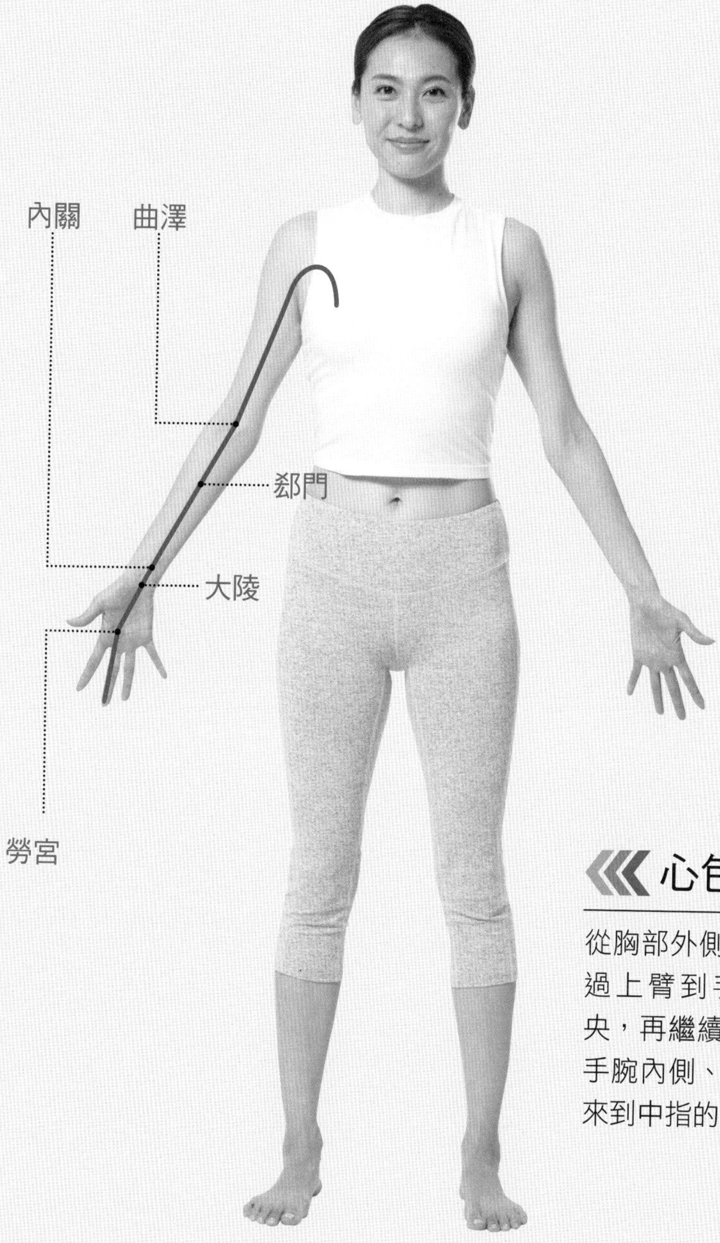

心包經

從胸部外側來到體表，經過上臂到手肘內側、中央，再繼續延伸到前臂、手腕內側、手掌心，最後來到中指的指尖。

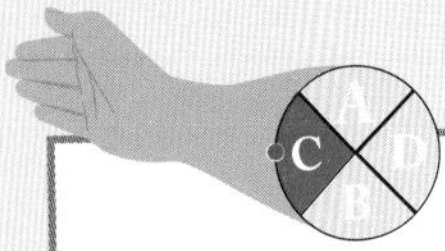

手厥陰心包經

\ CHECK! /

立刻檢查！經絡堵塞了嗎？

C 區有連接手掌心到手臂內側的心包經通過。這條經絡一旦堵塞，手腕朝手背方向彎曲時，或是從肩膀張開手臂時，內側的經絡就會感覺緊緊卡卡的。

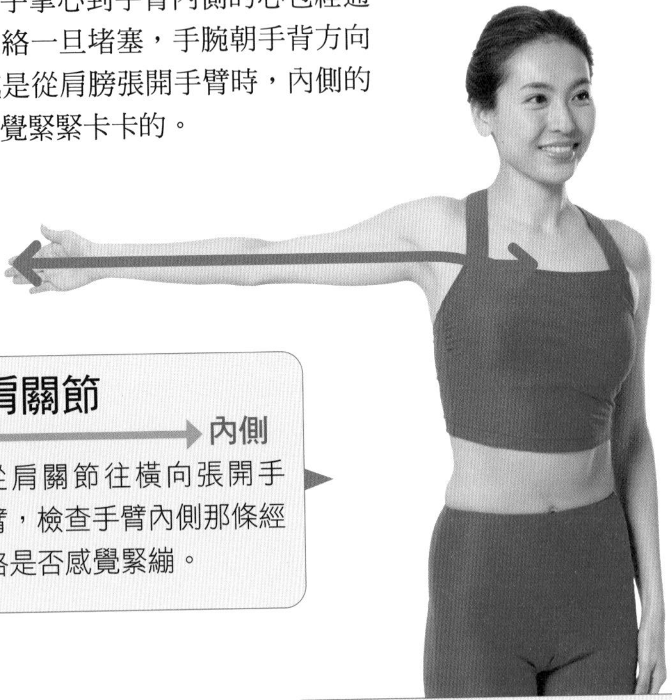

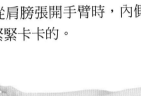

肩關節

CHECK! → 內側

從肩關節往橫向張開手臂，檢查手臂內側那條經絡是否感覺緊繃。

手腕

CHECK! → 手掌心

檢查手腕是否很難朝手背方向彎曲，或伸展手掌心時是否感到不適。

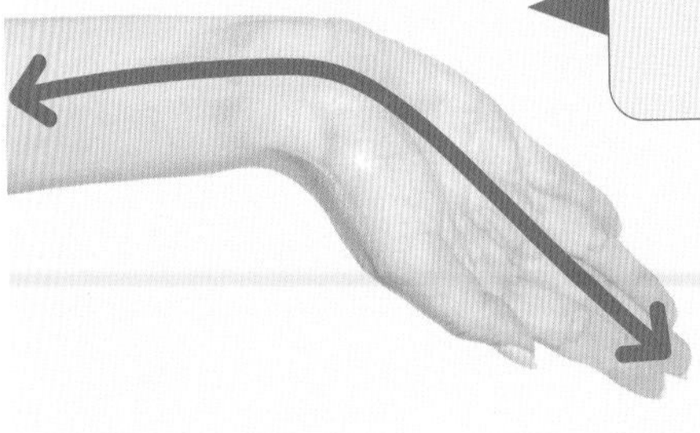

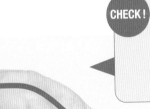

通過手臂內側C區的是「心包經」，「心包」是指包覆五臟之一的「心」的膜。心在中醫上稱為「君主之官」，掌管負責不同生理功能的「五臟六腑」與精神活動。另一方面，心包保護身為君主的「心」，因此稱為「臣使之官」。

另外，保護心的心包也被視為能夠阻止「邪氣」入侵心；因此，心經是負責心臟具體的功能，而心包經則是更強調精神層面的作用與影響，容易表現出心理上的異狀。

心包經是手臂內側連接胸部的經絡，這裡一旦堵塞，就會導致附近臟器的不適。利用這個伸展C區的瑜伽動作，保持身心平衡穩定吧。

畅通經絡的瑜伽動作

一開始會感覺很緊繃，接著應該會覺得通過手臂前側的經絡在伸展開之後，逐漸解除緊繃的舒服感。搭配深呼吸，能夠感受到心情平穩的放鬆效果。

手厥陰心包經

C區

跪坐伸展手臂內側

EASY

Start!

1 四足跪姿，雙手放在肩膀下方

可以從跪坐姿勢開始，抬起腰，雙手放在肩膀下方。

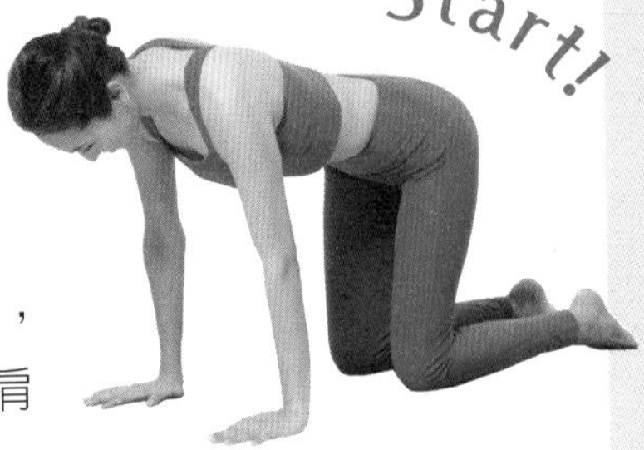

2 手指轉向，掌心貼地

手指朝向膝蓋，掌心貼地；感覺手腕太僵硬的話，試著調整手掌與膝蓋之間的距離看看。

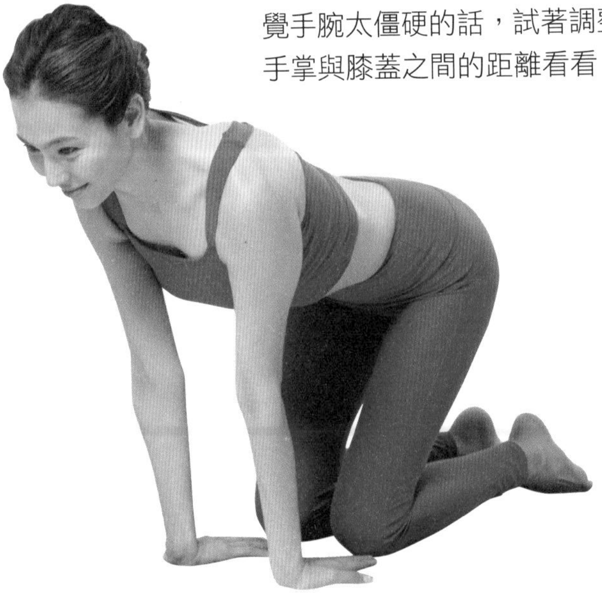

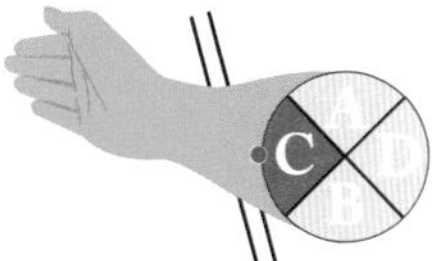

手腕內側朝向前方，能夠更有效地伸展經絡

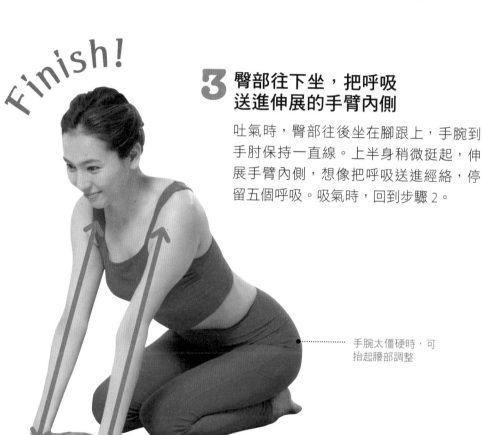

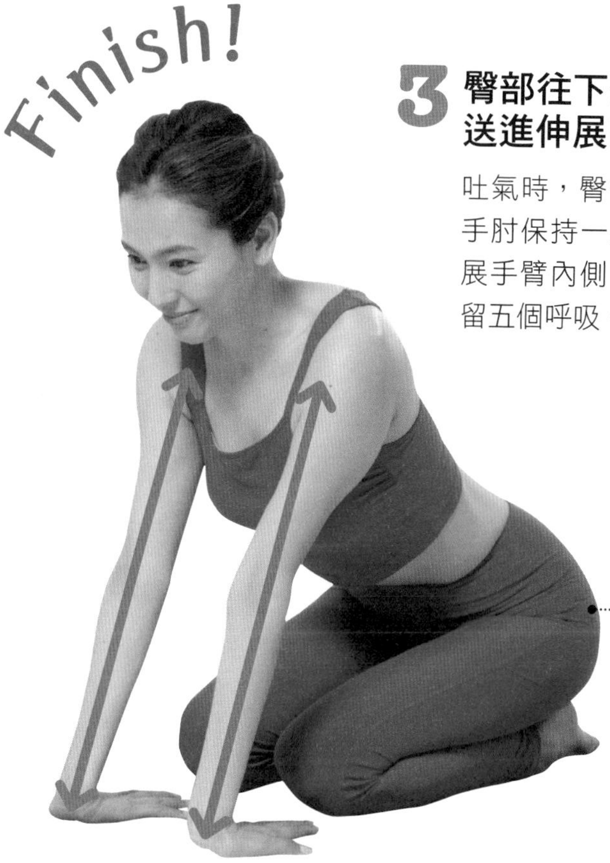

3 臀部往下坐，把呼吸送進伸展的手臂內側

吐氣時，臀部往後坐在腳跟上，手腕到手肘保持一直線。上半身稍微挺起，伸展手臂內側，想像把呼吸送進經絡，停留五個呼吸。吸氣時，回到步驟 2。

手腕太僵硬時，可抬起腰部調整

經絡 POINT

雙手保持平行，使經絡一直線伸展

手掌分別放在兩邊膝蓋前側，維持間距平行。這樣就能夠直接且有效地伸展手腕到手臂內側的經絡。

手厥陰心包經

C 區

HARD

伸展手臂內側的「小狗式」

這個動作能夠更深入地伸展手腕到肩膀前側的經絡。配合身體的柔軟度，抬高另一側的肩膀，以舒服伸展經絡的姿勢進行。

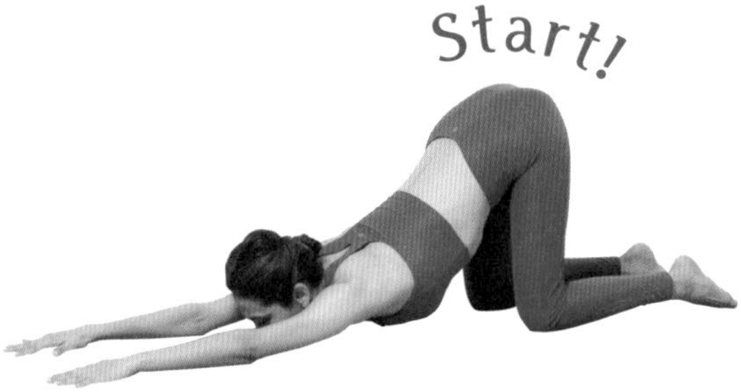

1 四足跪姿，把雙手伸向前

從四肢跪地的姿勢開始。維持臀部與膝蓋的位置不變，雙手向前滑。掌心貼地，手臂打直。

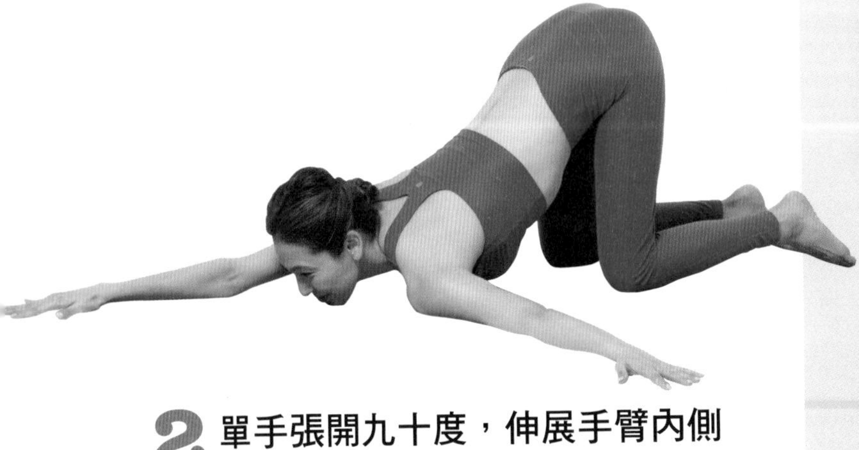

2 單手張開九十度，伸展手臂內側

吸氣時，一隻手向外張開成九十度。此時注意力放在經絡上，確實伸展從肩膀前面到手掌的手臂內側經絡。

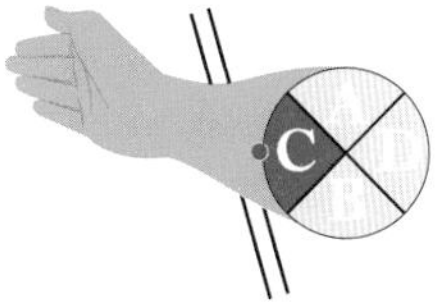

張開的手臂緊貼地面，舒暢地伸展經絡

3 臉朝反方向，把呼吸送進伸展的經絡

吐氣時，臉轉向與張開的手相反的方向。肩膀貼地，想像把呼吸送進手臂內側的經絡，停留五個呼吸。吸氣時，回到原本的動作，換邊以同樣方式再做一次。

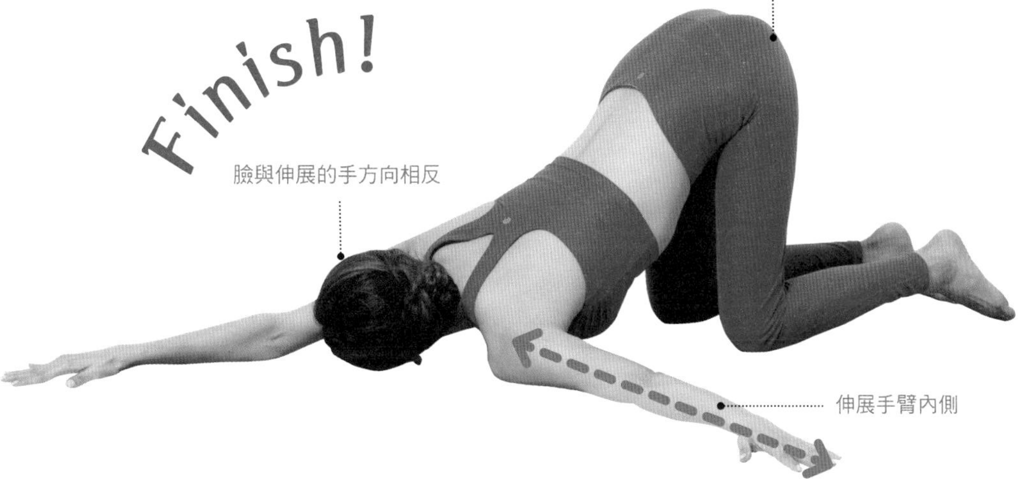
尾骨朝向天花板
Finish!
臉與伸展的手方向相反
伸展手臂內側

經絡 POINT

伸展側的肩膀前側確實貼地，加深手臂內側的伸展

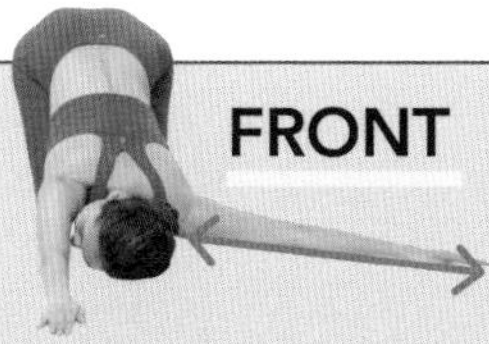
FRONT

伸向旁邊的手臂內側，從手掌心開始都要確實貼地。肩膀也壓向地面，更能有效伸展經絡。

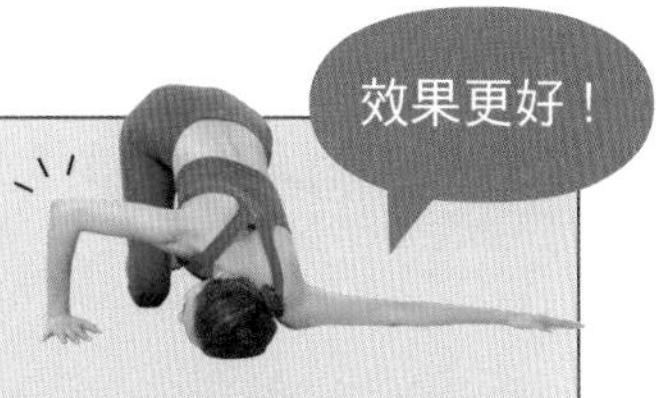
效果更好！

另一隻手放在臉旁邊，掌心推地板，打開伸展那隻手臂的肩膀，帶給經絡更深層的刺激。

手少陽三焦經

解決水腫和神經系統的不適

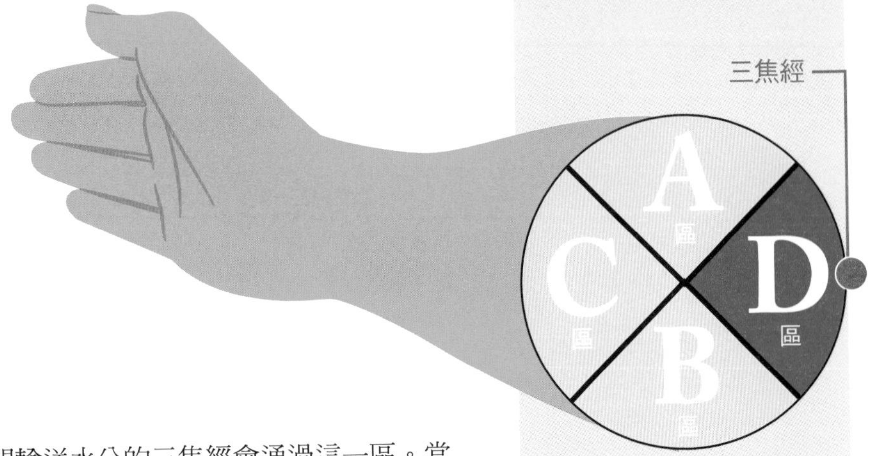

在臟器之間輸送水分的三焦經會通過這一區。當你莫名感覺疲累，或身體因水腫而沉重，或是神經系統出問題時，建議伸展三焦經。這條經絡通過頭、脖子，因此也可改善這附近的症狀。

有效改善以下問題

脖子僵硬
暈眩
頭重
全身水腫
倦怠感
內臟整體不適
缺乏食慾
落枕

通過這一區的重要經絡

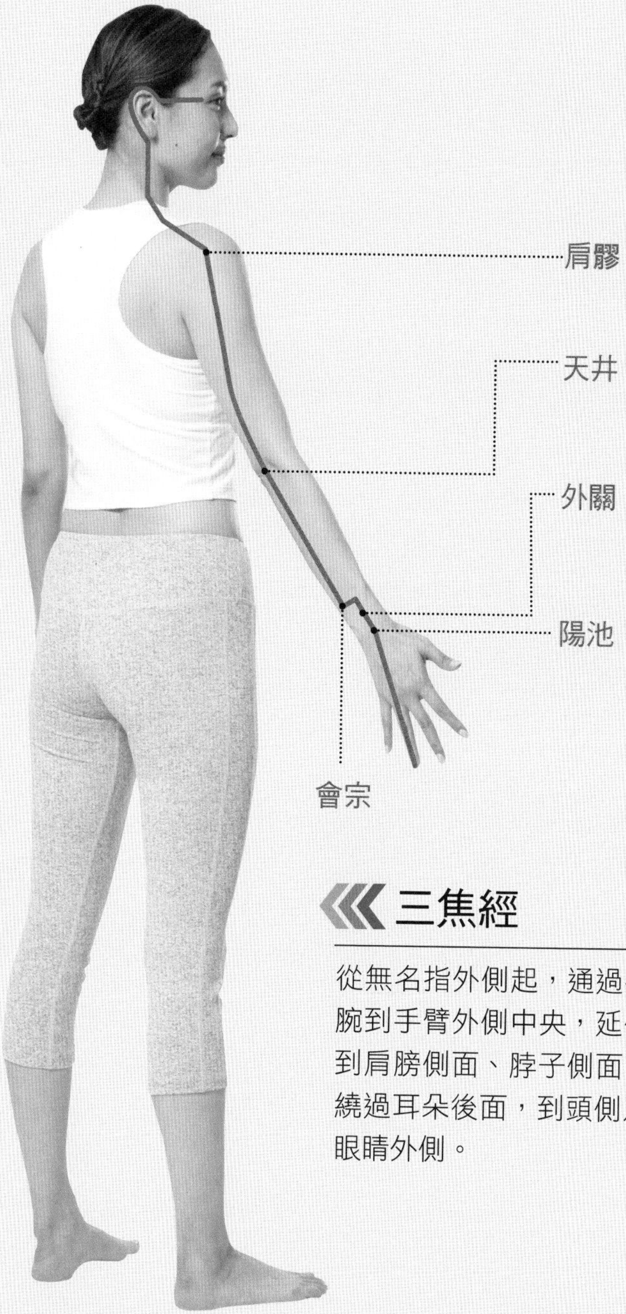

三焦經

從無名指外側起，通過手腕到手臂外側中央，延伸到肩膀側面、脖子側面，繞過耳朵後面，到頭側及眼睛外側。

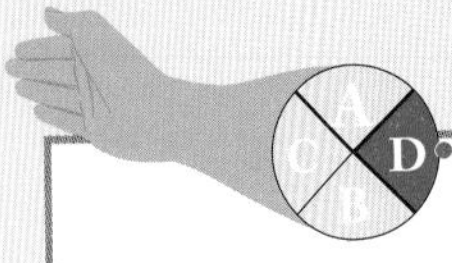

手少陽三焦經

\ CHECK! /

立刻檢查！經絡堵塞了嗎？

D 區有三焦經通過手背，連接手臂外側。這條經絡一旦堵塞，伸展手腕外側，或是肩胛骨前彎伸展外側的動作，做起來都會有困難。

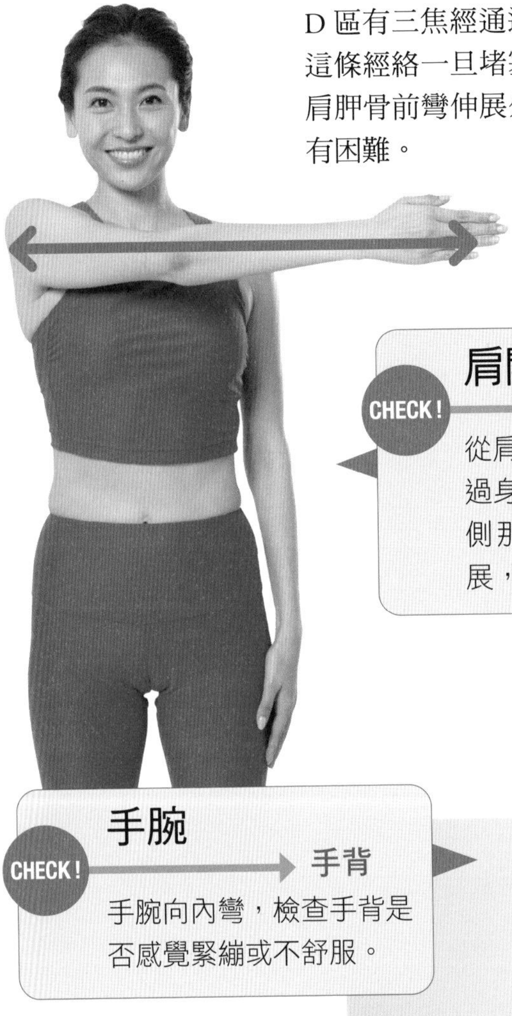

CHECK!

肩關節

→ 外側

從肩關節處彎曲手臂，橫過身前伸直，檢查手臂外側那條經絡是否難以伸展，或是否不舒服。

CHECK!

手腕

→ 手背

手腕向內彎，檢查手背是否感覺緊繃或不舒服。

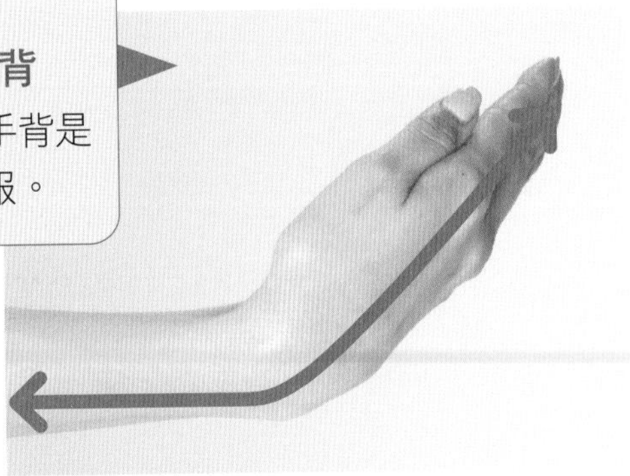

中醫裡表示內臟器官作用的「五臟六腑」之中，唯有通過手臂外側的「三焦經」沒有特定的對應器官，其主要任務是在臟器之間把水分輸送到全身。

三焦表示臟器的縫隙，分為上焦、中焦、下焦，分別是指分佈在舌下至胃的入口、肚臍附近、以及肚臍下至陰部的臟器綜合作用。這些位置如果有任何一處堵塞，都會因水腫、水分停滯，導致身體不適。另外，三焦代表「連結、流動」的意思，所以也會影響到神經系統。

三焦經是從手臂外側到脖子和耳朵四周的經絡。因此，在D區感覺到的僵硬、緊繃透過伸展鬆開之後，附近一帶的各種不舒服症狀也會跟著改善。

暢通經絡的瑜伽動作

手少陽三焦經

D 區

跪坐伸展手臂外側

EASY

將手背貼地，伸展容易僵硬的手臂外側。把日常生活中經常過度使用的手臂，一點一點伸展，消除緊繃，改善手臂的沉重感之後，心情也會跟著一起輕盈起來。

Start!

1 從跪坐姿開始，來到四肢跪地姿

一開始先跪坐，接著雙手向前貼地，換成四足跪姿。

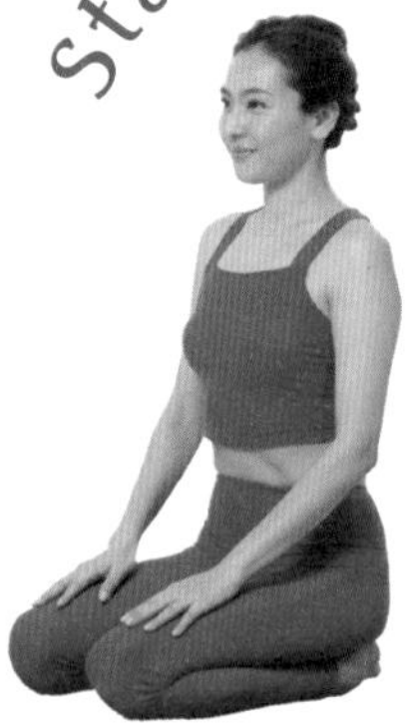

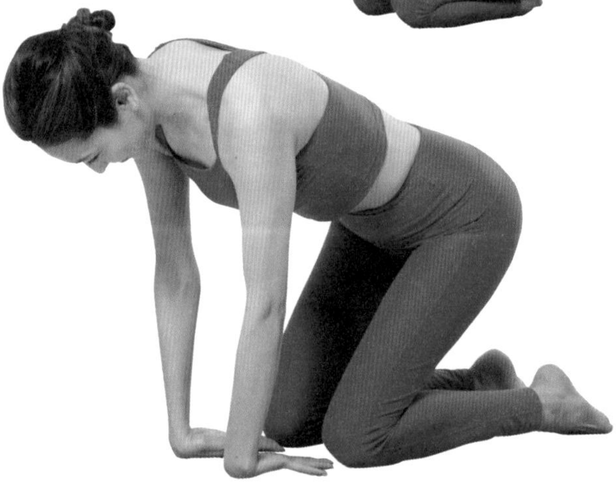

2 手指轉向膝蓋，手背貼地

掌心轉朝上，手指朝向膝蓋，改以手背貼地。若覺得手腕僵硬的話，調整雙手以及手與膝蓋的距離，更容易做到動作。

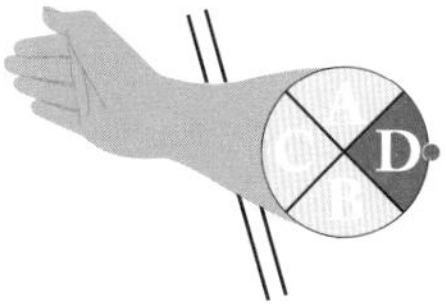

手背朝下貼地，刺激平時難以伸展的經絡

Finish!

3 臀部往下坐，把呼吸送進伸展的手臂外側

吐氣時，臀部坐在腳跟上，手肘打直，手臂伸直。想像把呼吸送進手臂外側（從手腕到肩膀的經絡），停留五個呼吸。吸氣時，回到原本的動作。

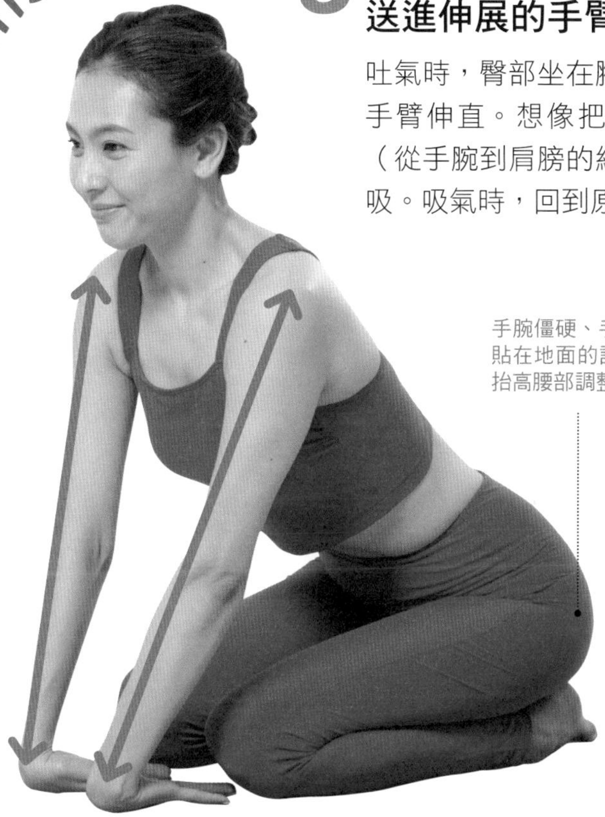

手腕僵硬、手背無法貼在地面的話，可以抬高腰部調整

經絡 POINT

手貼地的方向不同，伸展的經絡也不同

相較於 P87 的動作，這裡貼地的是手背。手肘不彎曲，盡量伸展手臂，能有效地讓容易僵硬的手臂外側改善經絡堵塞。

手少陽三焦經

D區

HARD

跪姿反向伸展手臂外側

順著身體重量，自然伸展經絡通過的手臂外側，這個姿勢也能夠徹底鬆開平常不易伸展到的肩膀根部，你應該會感到驚訝，肩膀附近變得好輕鬆。

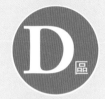

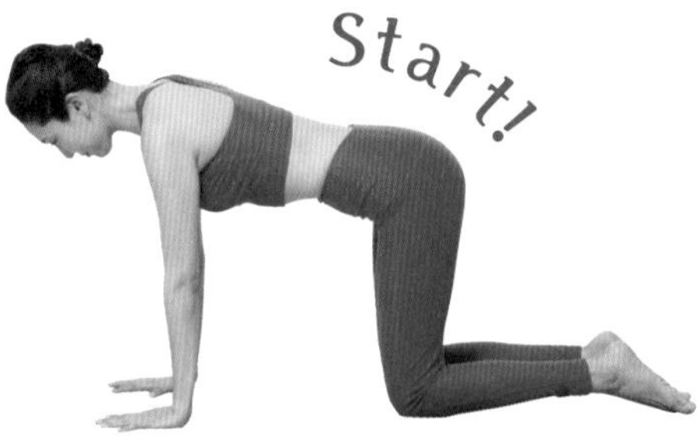

1 採四足跪地姿勢，膝蓋在臀部正下方

從四足跪地的姿勢開始，雙手貼地，與肩同寬，雙腳打開與腰同寬。膝蓋來到臀部正下方，在進行後續動作時，都要維持在這個位置。

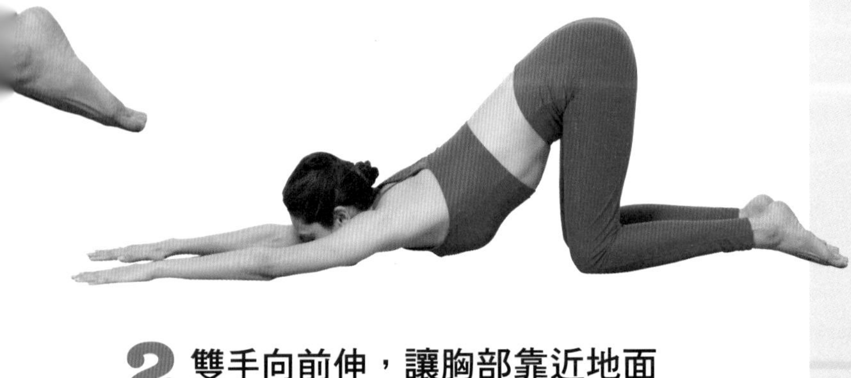

2 雙手向前伸，讓胸部靠近地面

雙手貼地向前爬行或滑行，使胸部靠近地面。雙臂保持平行，往前伸直。

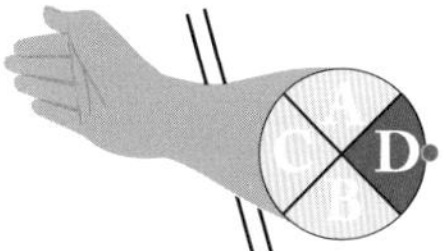

手臂外側貼緊地面，舒暢地伸展經絡

3 手臂外側確實貼地，把呼吸送進經絡

吐氣時，將右手穿過左手腋下，臉也轉向左邊。尾骨朝向天花板，手臂外側確實貼地伸展，想像把呼吸送進經絡，停留五個呼吸，接著吸氣回到原本的動作。換邊以同樣方式再做一次。

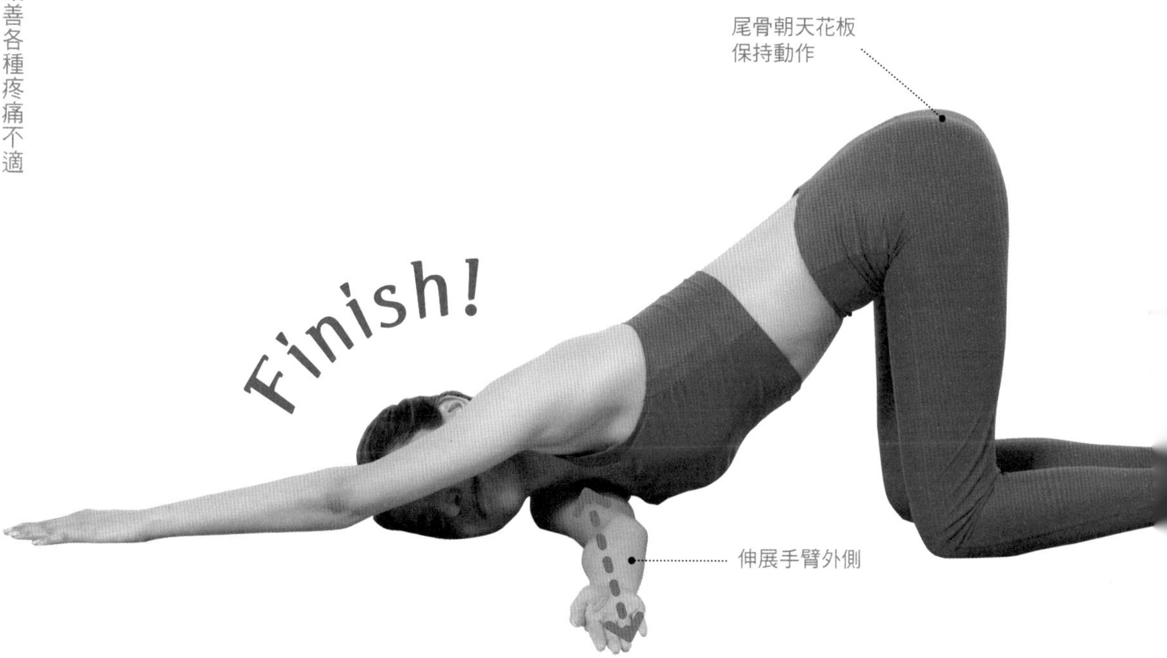

經絡 POINT

手背到肩膀外側，要確實貼地伸展

穿過身體下方那條手臂的手背到肩膀外側，要確實貼緊地面。進行時，手臂外側的經絡要有舒暢伸展的感覺。

足太陰脾經

足陽明胃經

改善腸胃功能，使消化系統通順暢快

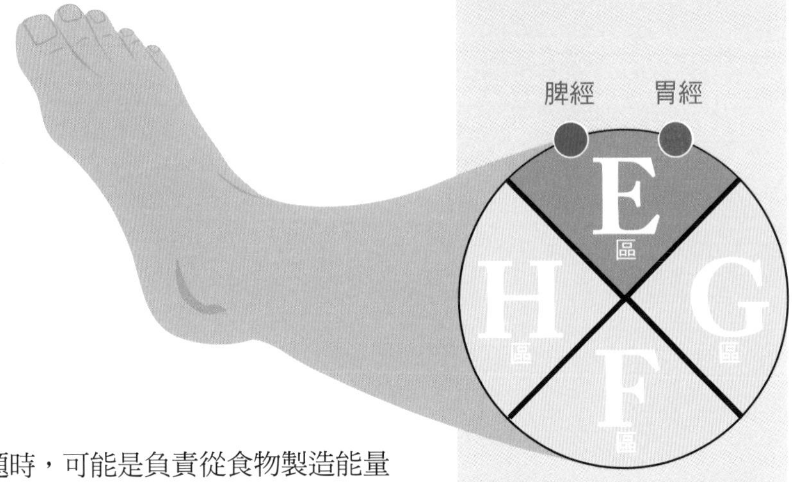

消化系統出問題時，可能是負責從食物製造能量的脾經和胃經所在區域發生堵塞；脾經也具有拉提內臟的作用，因此也能有效改善腹部的脂肪堆積與鬆弛。

有效改善以下問題

胃痛
壓力性胃炎
膝蓋痛
消化不良
胃功能不好
腹脹
腹部鬆弛下垂

通過這一區的重要經絡

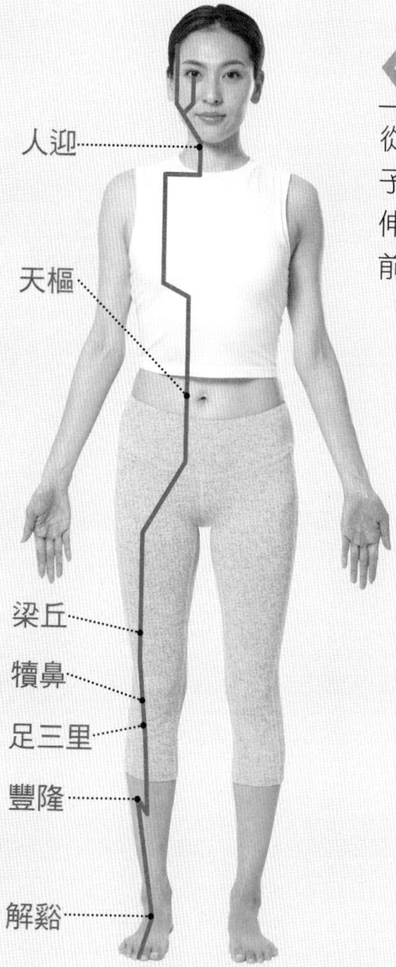

胃經

從眼睛下方開始，經過臉頰到脖子前側、胸部、腹部外側，再延伸到大腿前面的外側、經過小腿前面，最後的終點在腳食趾外側。

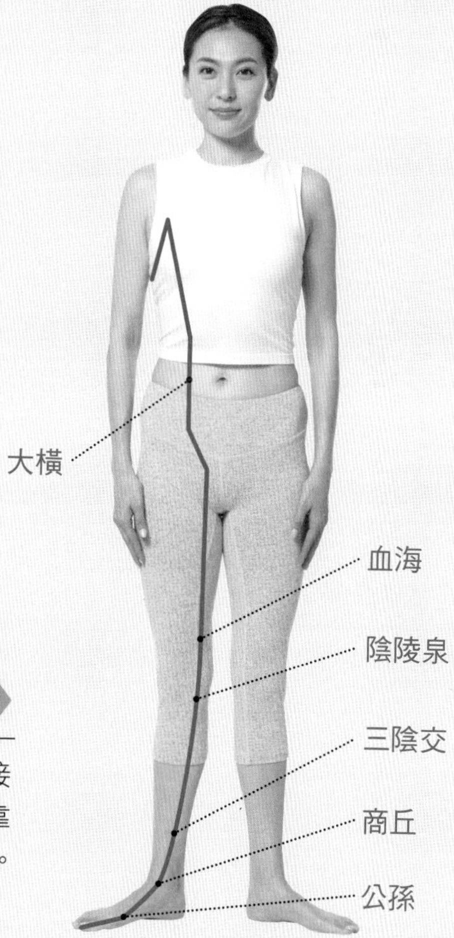

脾經

從腳拇趾的內側起，經過內踝，連接到小腿內側靠正面，經過大腿內側靠正面、腹部和胸部，延伸到胸部側面。

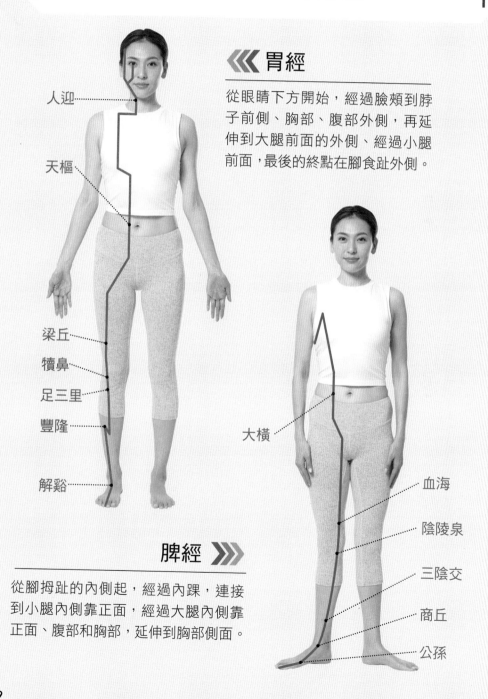

CHECK!

足太陰脾經
足陽明胃經

立刻檢查！經絡堵塞了嗎？

位在 E 區的脾經和胃經，從腳的前側通過身體正面。這裡與下半身正面的伸展動作有關，一旦堵塞，就很難做到彎曲膝蓋，或是身體向後仰的動作。

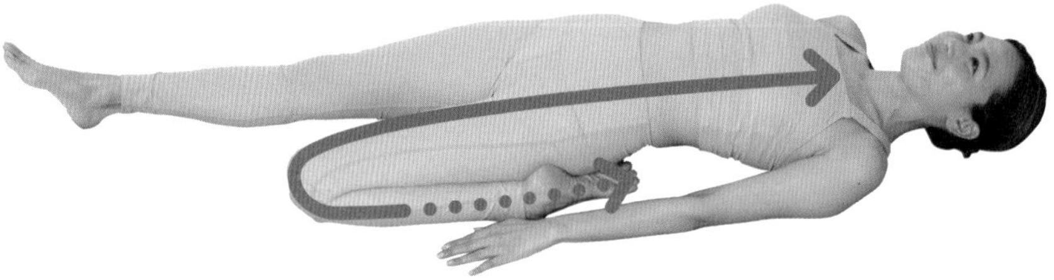

髖關節

CHECK! → 伸展

仰躺後，彎曲一邊的膝蓋，讓腳背與小腿貼地。檢查大腿和小前側（腿部正面），是否感到疼痛或不舒服。

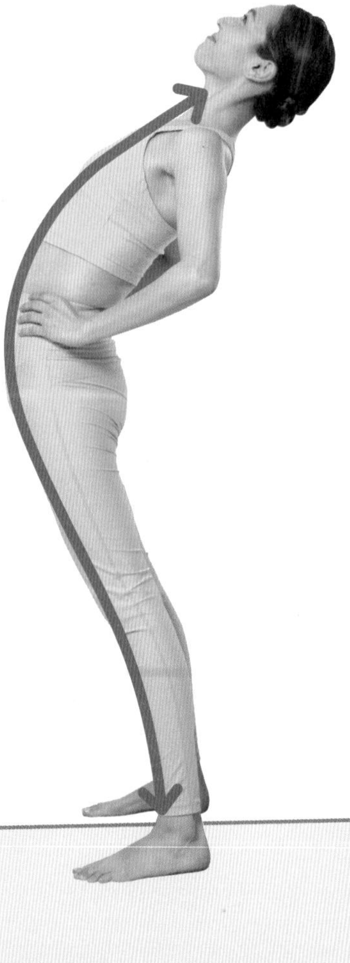

軀幹

CHECK! → 後彎

站姿，雙手扶著腰保持平衡後，盡量往後仰，檢查雙腿與身體正面，是否難以伸展或感覺緊繃。

E區是從雙腿的前側連接到身體正面，經過這裡的「脾經」與「胃經」合而為一，掌管的是從食物製造「氣、血、水（津液）」所需的能量，並送往全身。此外，脾經也負責將體內多餘的水分送到肺臟與腎臟，變成汗水與尿液排出。

這裡一旦堵塞，容易發生消化吸收功能降低、腸胃不適等問題，食慾控制也很容易有狀況。

另外，把能量送往全身時，脾經發揮的是「拉提」的作用。能夠防止胃下垂等，反抗重力，穩定內臟位置，消除腹部一帶的脂肪。利用伸展此區的動作，從體內調整自己在意的部份，一起健康變苗條。

暢通經絡的瑜伽動作

足太陰脾經
足陽明胃經

E區

EASY

利用後仰伸展的「上犬式」

進行經絡瑜伽的上犬式，動作中要特別留意通過身體正面左右兩邊的兩條經絡。伸展時，把注意力放在從腳趾到臉部的連線，效果會更好。

1 趴在地上，雙手放在胸部兩側

趴在地上，雙腳張開與腰同寬，雙手放在胸部兩側貼地，腋下確實收緊。保持這個姿勢，做一個深吸和深吐。

Start!

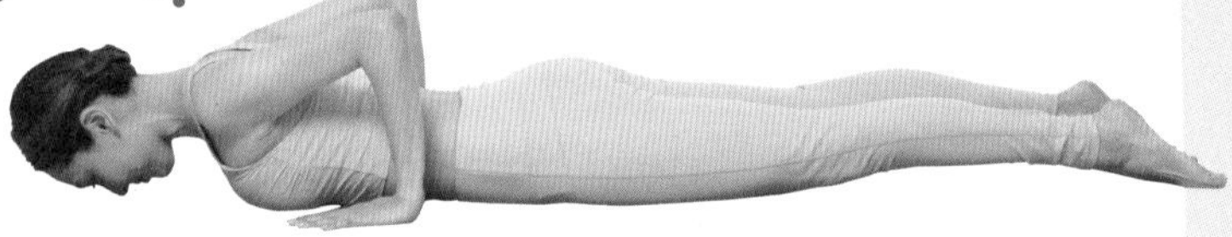

經絡 POINT

雙腳打開與腰同寬，平均伸展左右經絡

腳趾伸直，雙腳維持與腰同寬是重點。這樣才能夠徹底伸展到左右兩條從雙腿正面延伸到胸部的經絡。

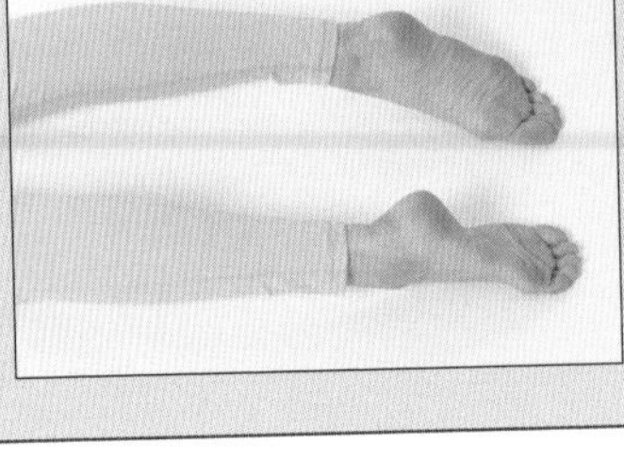

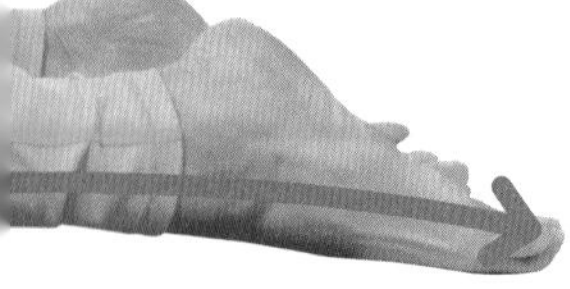

通過身體正面的經絡，利用後仰動作徹底伸展

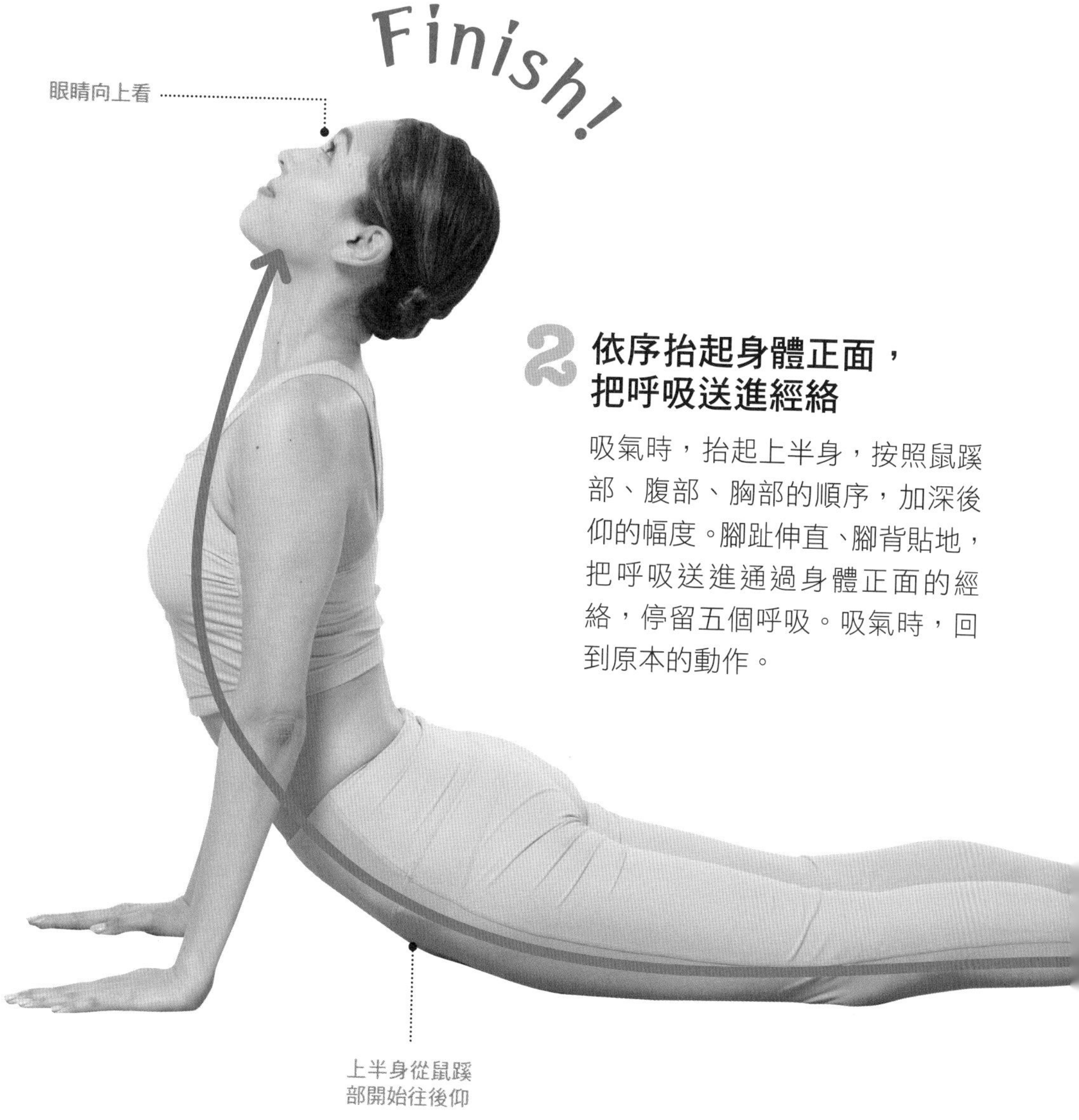

2 依序抬起身體正面，把呼吸送進經絡

吸氣時，抬起上半身，按照鼠蹊部、腹部、胸部的順序，加深後仰的幅度。腳趾伸直、腳背貼地，把呼吸送進通過身體正面的經絡，停留五個呼吸。吸氣時，回到原本的動作。

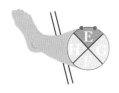

足太陰脾經
足陽明胃經

E區

HARD

伸展身體正面的「駱駝式」

膝蓋固定，就能夠伸展大腿前側經過上半身到臉的經絡。深呼吸，後仰時注意腰部是否緊繃，以舒服的方式做動作，不要勉強。

1 採高跪姿，雙腳打開與腰同寬

從高跪姿開始，雙腳打開與腰同寬，腳背貼地，接著深吸一口氣。

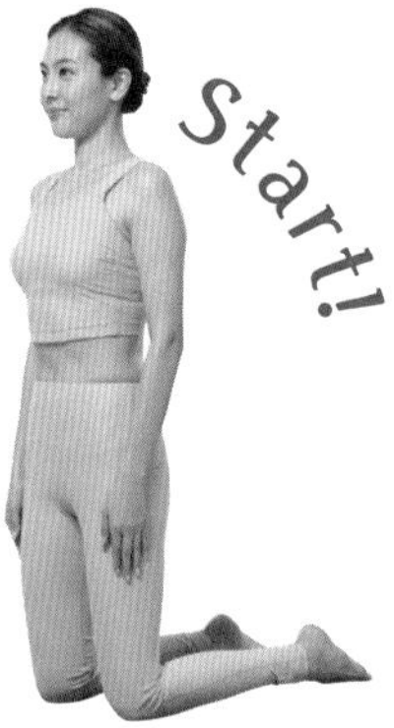

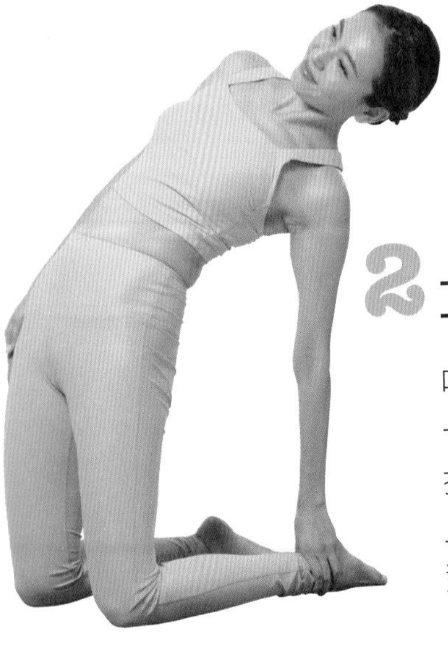

2 上半身往後仰，一次抓住一邊腳跟

吐氣時，上半身往後仰，一手抓住一邊腳跟。如果抓不到，可改為雙手插腰。上半身盡可能向後仰，絕對不要勉強。

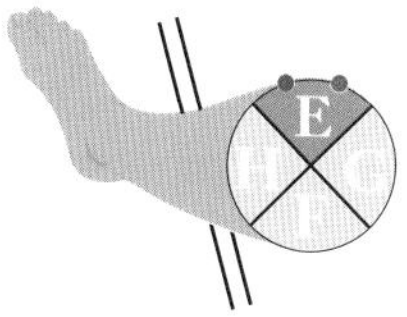
E

以跪地的膝蓋為起點，身體往後仰，伸展經絡

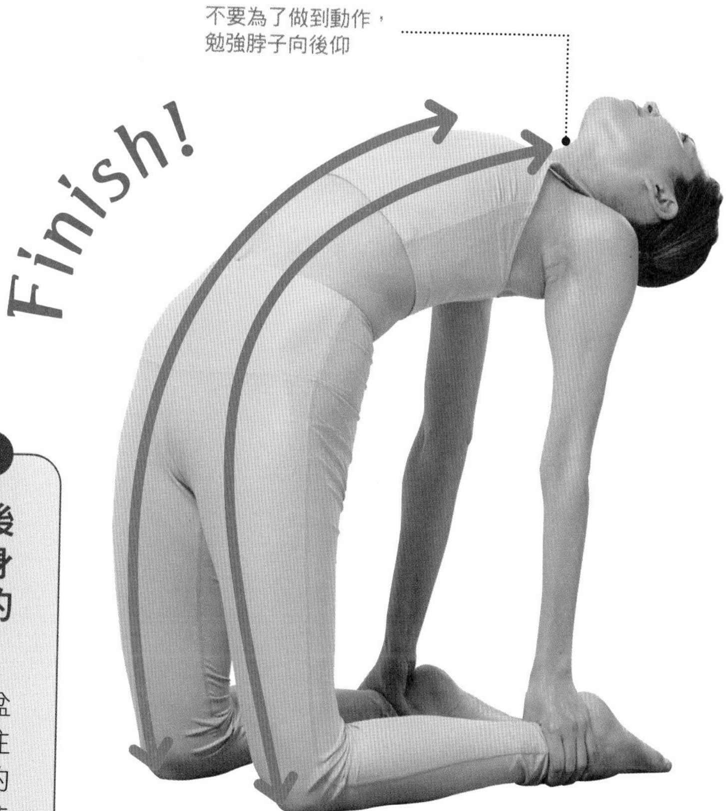
不要為了做到動作，
勉強脖子向後仰
Finish!

經絡 POINT

骨盆不要向後倒，讓上半身停留在後仰的姿勢

必須注意別讓骨盆跟著上半身一起往後倒。如果可以的話，就把骨盆再往前推，更能夠感受到經絡的伸展。

3 上半身後仰，把呼吸送進通過正面的經絡

頭也盡量向後躺，上半身從鼠蹊部開始確實後仰。伸展時，注意力放在膝蓋到胸部、脖子的經絡上，想像把呼吸送進這裡，停留五個呼吸。吸氣時，回到原本的動作。

足少陰腎經

足太陽膀胱經

改善水腫和手腳冰冷，預防老化

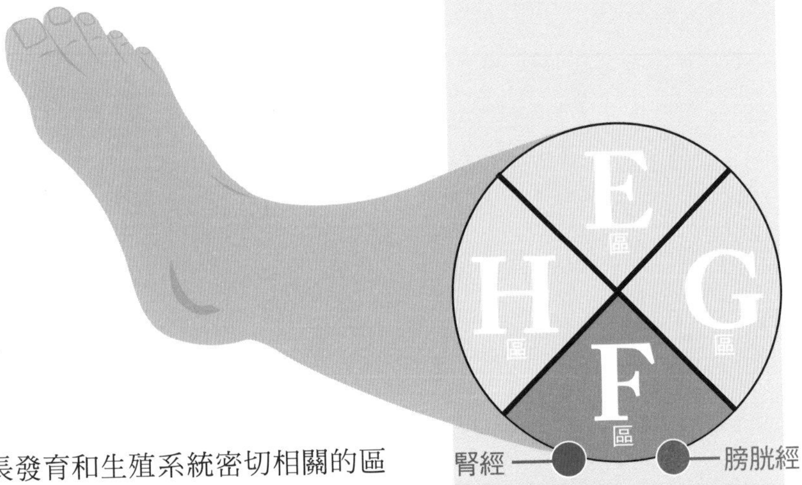

這一區是與生長發育和生殖系統密切相關的區域。除了維持全身年輕的逆齡效果之外，還具有調整水分代謝的功能。伸展此區的動作，可改善水腫與手腳冰冷帶來的不適。

有效改善以下問題

腰痛
泌尿系統問題
手腳冰冷
婦科不適
坐骨神經痛
全身性老化

通過這一區的重要經絡

膀胱經

從眼睛內側開始，經過後腦杓、脖子、脊骨旁邊到大腿後側、膝蓋後側。從後腦杓還分出一條分支，通過主經絡的外側，經過臀部，在「委中」穴與分支匯合，再繼續從小腿後側延伸到腿側，最後到達腳小趾外側。

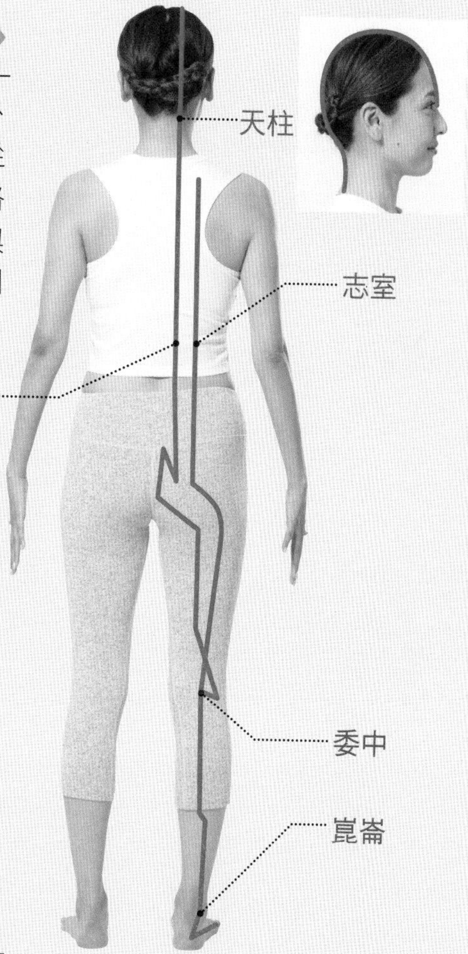

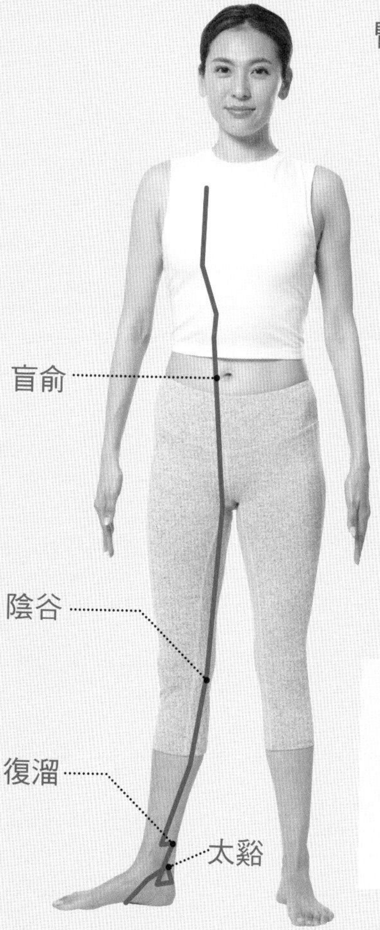

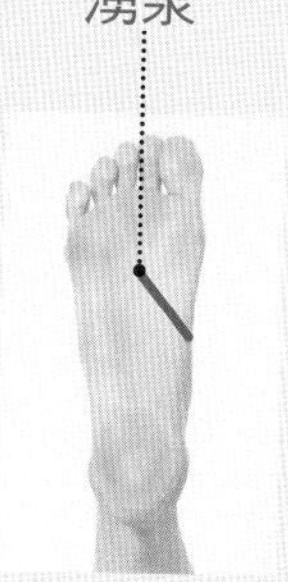

腎經

從腳底中央（湧泉穴）開始，經過內踝後側、小腿至大腿內側的後面，來到腹部正面，延伸到胸部內側、鎖骨下方。

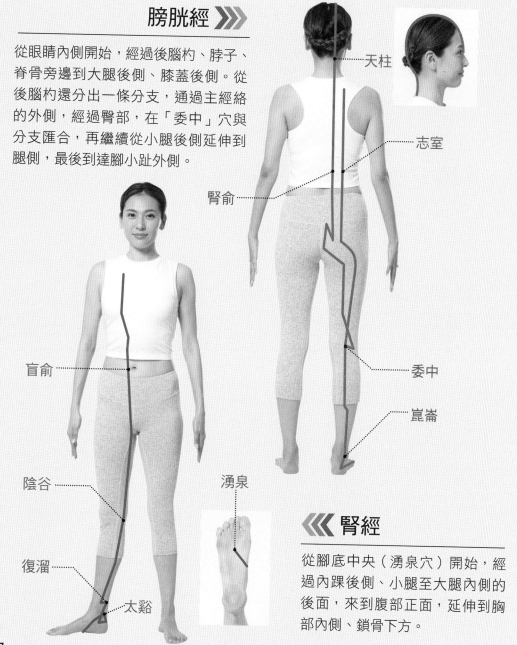

CHECK!

足少陰腎經
足太陽膀胱經

立刻檢查！經絡堵塞了嗎？

F 區有腎經和膀胱經通過腿後側，影響到身體背面的伸展動作。身體向前彎或彎起髖關節時，如果背面感到不舒服，就有可能是經絡堵塞。

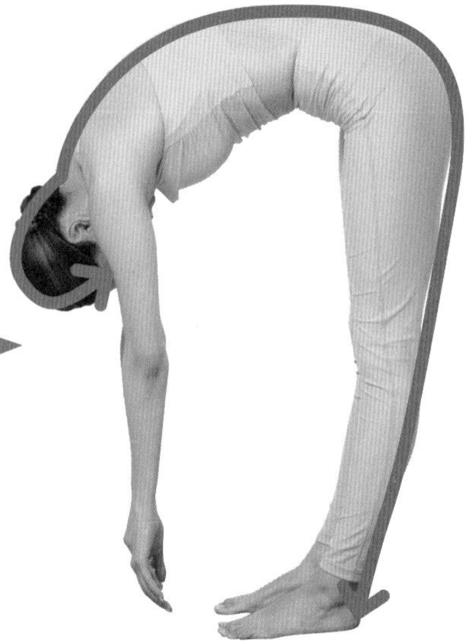

軀幹

CHECK! → 背面

站姿，拱背自然向前彎，檢查腿後側、背部有沒有不舒服或無力緊繃的感覺等等。

髖關節

CHECK! → 彎起

仰躺，抬起一邊的腳，將一條毛巾繞過腳底，雙手抓著毛巾兩端往身體方向拉，檢查臀部、腿後側是否感到疼痛或緊繃。

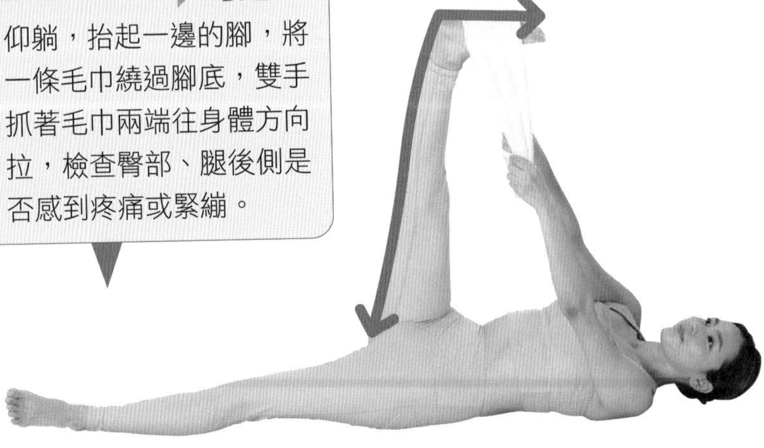

中醫講的「五臟」中，腎是儲存生命原始能量「精」的場所。繼承自父母的「先天的精」，與來自養分和水分的「後天的精」結合，成為影響人類成長、發育和生殖等等生命活動起源的能量。「腎經」一旦堵塞，就是造成老化最大的原因。女性容易出現婦科問題，男性則容易發生勃起障礙等等狀況。

另外，腎經具有促進全身水分代謝的作用，會搭配把多餘水分變成尿液的「膀胱經」一起調整排尿。而且腎還有替身體與臟腑保溫的功能。有水腫、手腳冰冷造成的腰痛等煩惱時，可以試試伸展身體背面F區的瑜伽動作。

暢通經絡的瑜伽動作

足少陰腎經

足太陽膀胱經

F 區

EASY

坐姿直腿抱頭前彎

這個拱背前彎的動作，可以清楚感受到身體背面僵硬的部份。把呼吸送到感覺僵硬緊繃的部位，徹底放鬆，體驗全身輕鬆的暢快。

Start!

1 坐姿，雙腳併攏，挺直背部

坐姿開始雙腿往前伸直併攏，腳尖朝上。雙手在身側貼地，背挺直。

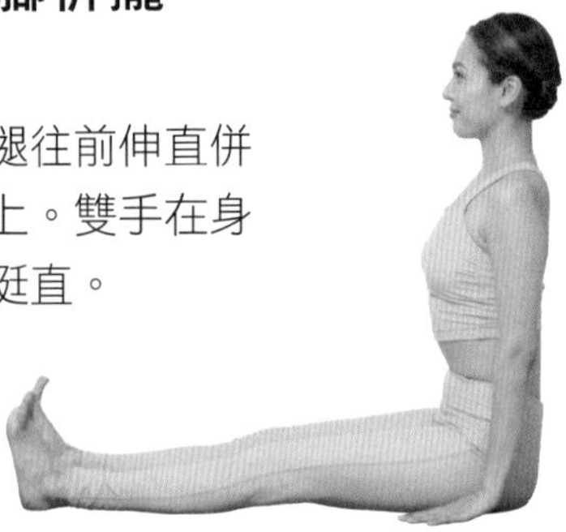

2 雙手在後腦交握

雙手交握放在後腦上，深吸氣之後，感覺脊椎拉長向上伸。

腳掌再往身體方向勾起，能夠更深入伸展經絡

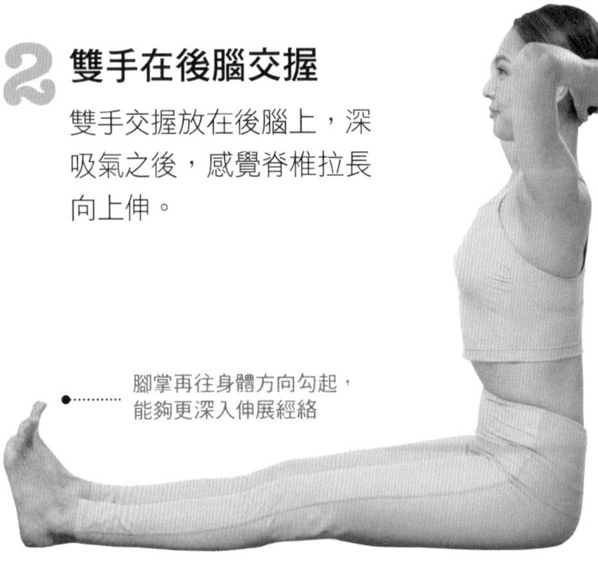

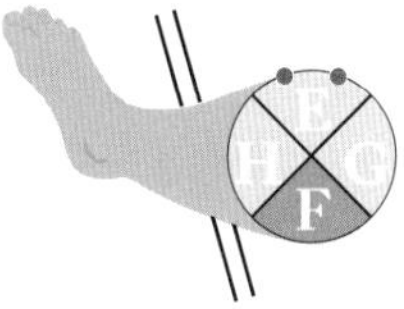
F
H
C
F

拱背前彎，溫和地伸展身體背面的經絡

經絡 POINT

伸展從骨盆、背部到後腦這條經絡

一般瑜伽的前彎動作，是從髖關節彎曲。在經絡瑜伽的動作中，前彎時把注意力放在骨盆到手按住的後腦這段的伸展。

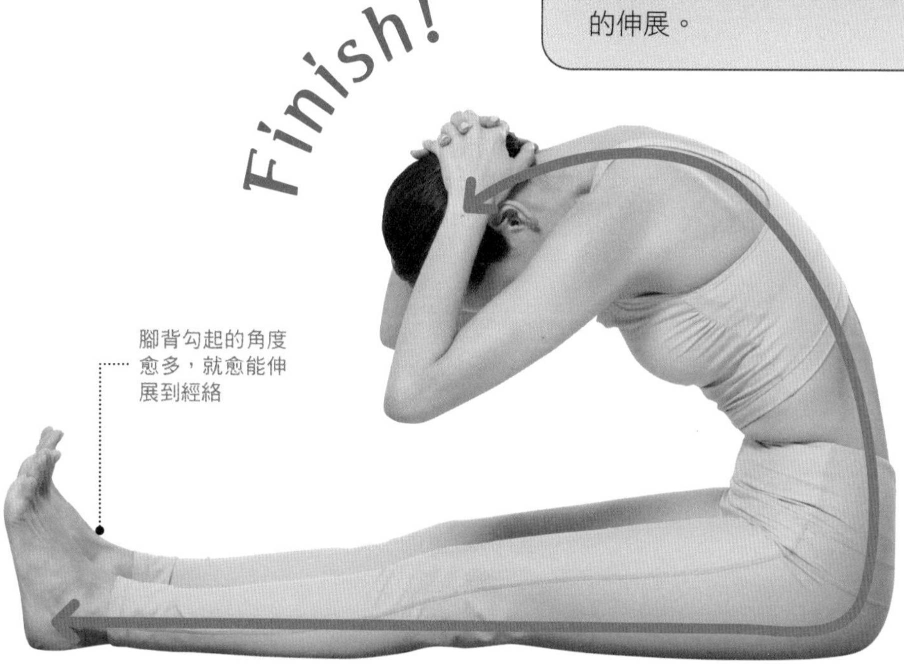
Finish!
腳背勾起的角度愈多，就愈能伸展到經絡

3 拱背前彎，把呼吸送進身體背面的經絡

吐氣時，拱背前彎。腳掌勾起，頭朝下，藉此加深身體背面整條經絡的伸展。想像把呼吸送進這裡，停留五個呼吸。吸氣時，回到原本的動作。

足少陰腎經

足太陽膀胱經

F 區

HARD

拱背的「犁鋤式」

瑜伽的反向彎身動作「犁鋤式」，加入「拱背」之後，就能得到與平常不一樣的效果。做這個動作能夠緩解身心緊張、加深呼吸，同時體驗慢慢伸展身體背面的安穩感。

1 從仰躺屈膝的姿勢開始

雙腿併攏，以仰躺姿勢開始。雙手掌心朝下，在身體兩側伸直，接著屈膝。

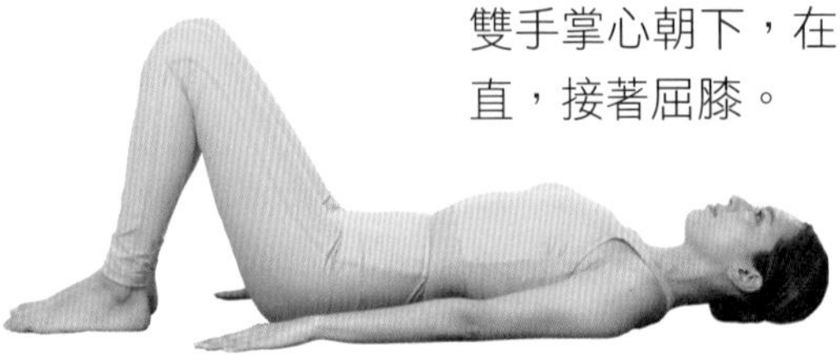

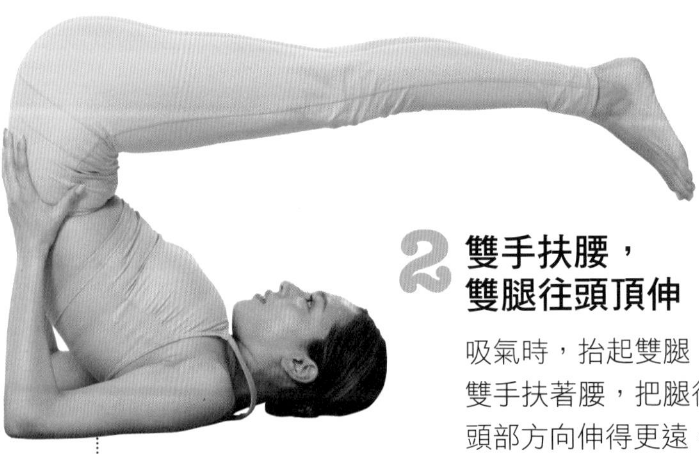

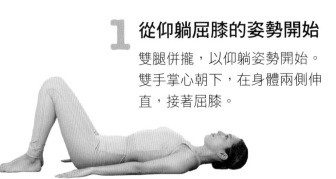

2 雙手扶腰，雙腿往頭頂伸

吸氣時，抬起雙腿，雙手扶著腰，把腿往頭部方向伸得更遠。

如果沒辦法繼續到步驟 3，就停在這個動作也可以。

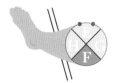

腳趾觸地，拉伸身體背面，伸展整條經絡

3 拱背停留，把呼吸送進身體背面的經絡

Finish!

將越過頭頂的腳趾踩地，拱背伸展脖子到骨盆。腳掌勾起，伸展雙腿後側，想像把呼吸送進身體背面連結的經絡，停留五個呼吸。

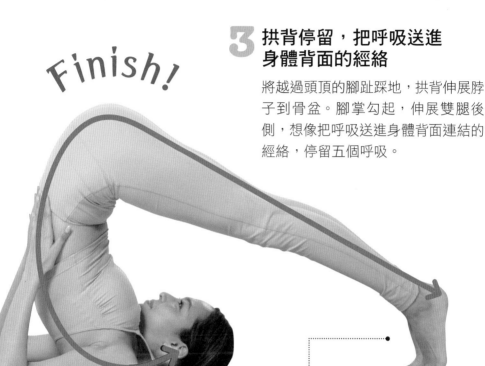

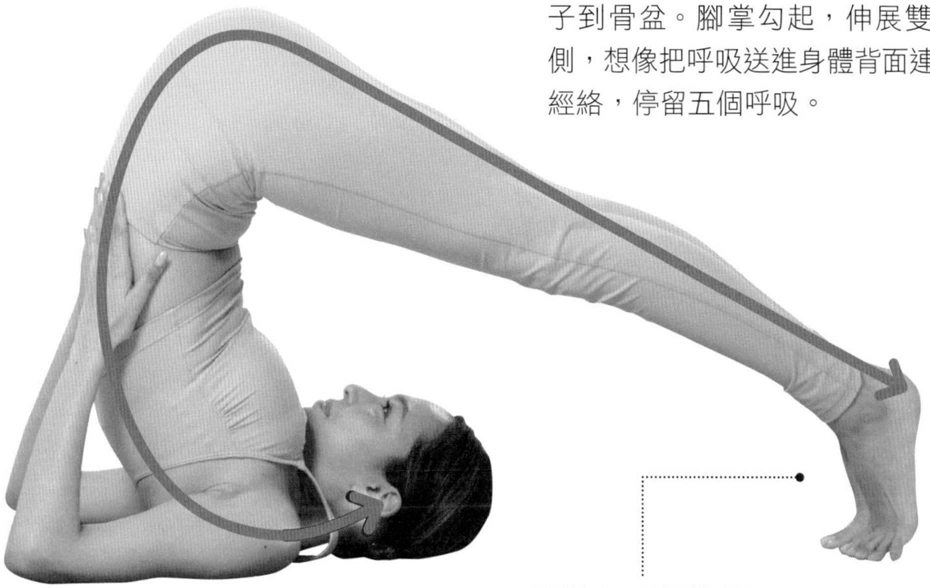

腳掌勾起，伸展雙腿後側

經絡 POINT

雙腿伸遠，進一步伸展脖子到骨盆

抬高的雙腳觸地，舒服地伸展脖子到骨盆這整個背部。勾起腳掌，注意力放在伸展連接到雙腿後側的整條經絡。

注意！ 以下幾種狀況，請避免進行犁鋤式

- ✕ 經期　✕ 孕期
- ✕ 脖子或背部已經疼痛不適

足少陽膽經

促進氣血循環，改善眼、耳、頭部的不適

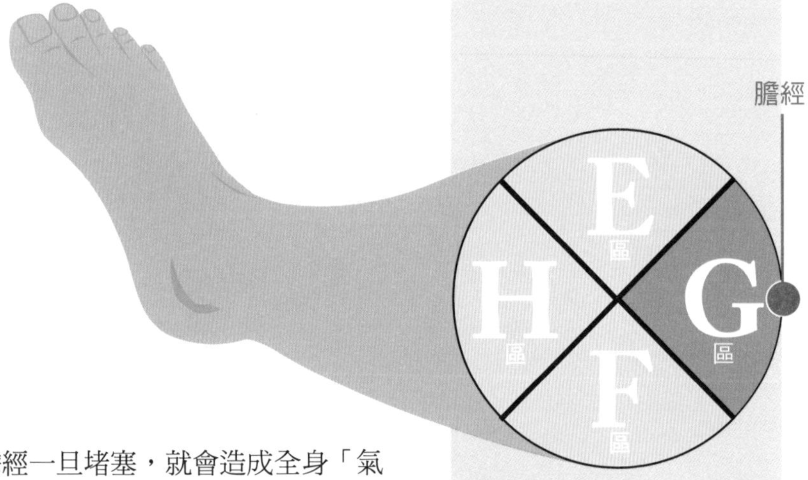

位在這一區的膽經一旦堵塞，就會造成全身「氣血」停滯不前。利用伸展體側的動作，解除眼睛、耳朵、頭部等部位的不適症狀吧！會感覺湧現幹勁，也能夠消除僵硬與倦怠。

有效改善以下問題
背部僵硬
暈眩
偏頭痛
眼睛疲勞
耳鳴
慢性疲勞

通過這一區的重要經絡

膽經

從眼睛外側開始，經過耳朵四周與頭側、脖子到胸部側面，再繼續通過大腿、小腿側面，最後到達腳無名趾外側。

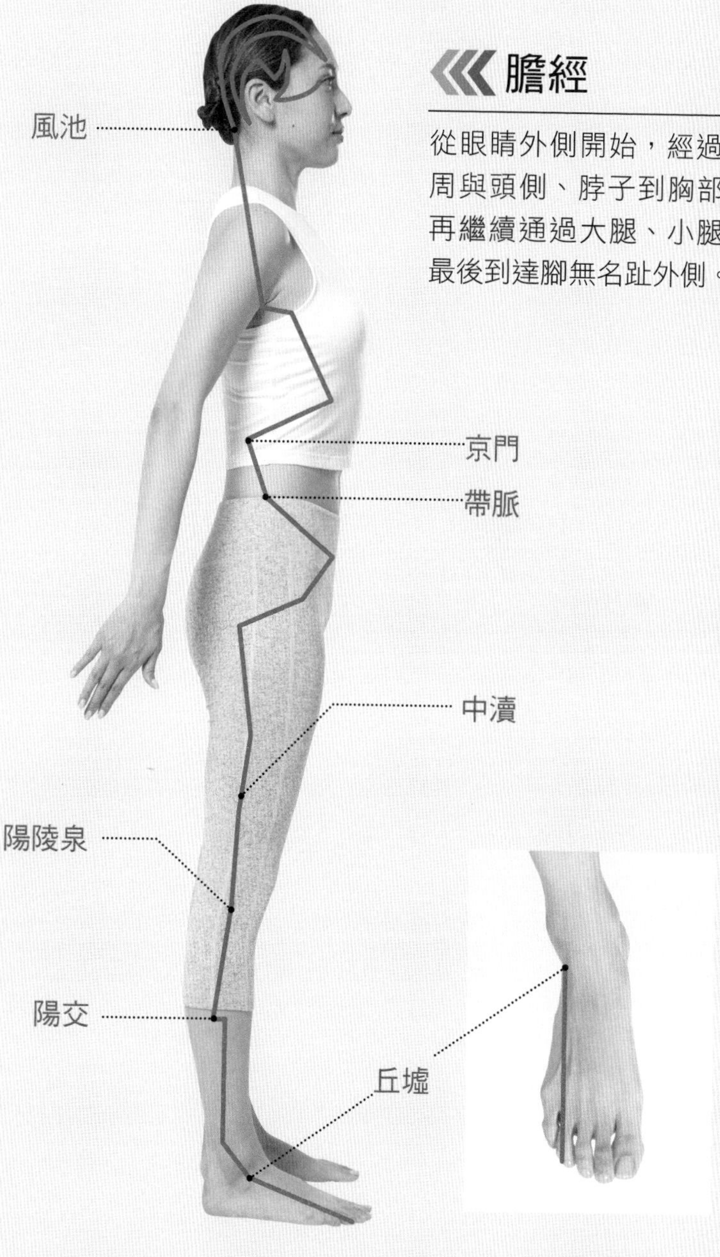

\ CHECK! /

立刻檢查！經絡堵塞了嗎？

G 區有從頭到腳通過整個身體側面的膽經，這裡一旦堵塞，身體側躺時，連接腿側這條線就會覺得疼痛或緊繃。

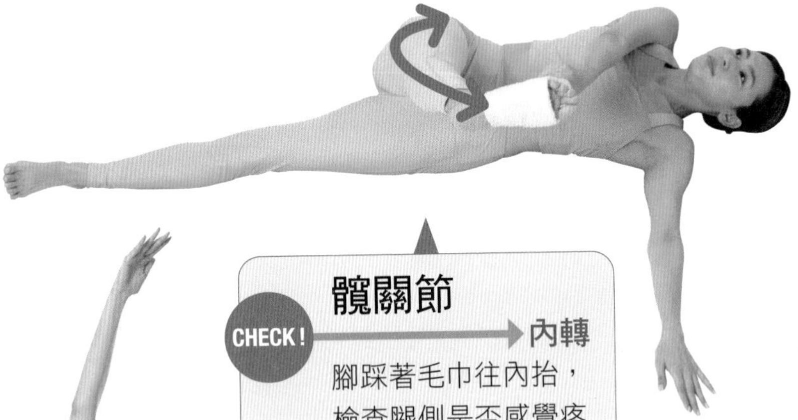

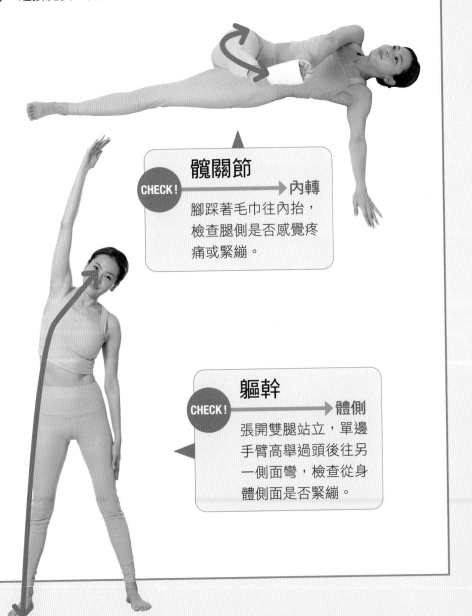

髖關節

CHECK! → 內轉

腳踩著毛巾往內抬，檢查腿側是否感覺疼痛或緊繃。

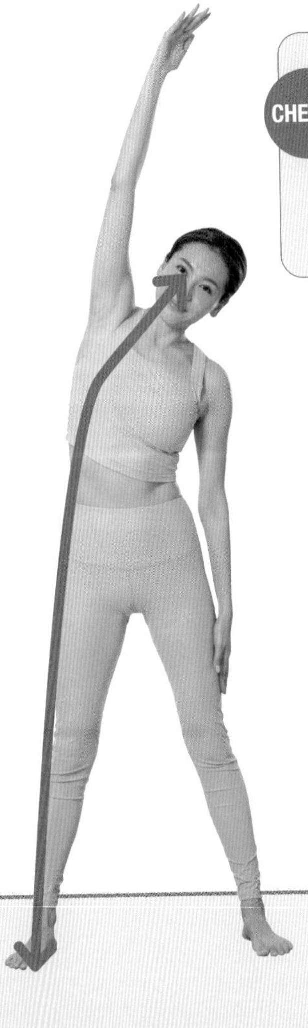

軀幹

CHECK! → 體側

張開雙腿站立，單邊手臂高舉過頭後往另一側面彎，檢查從身體側面是否緊繃。

在G區通過的「膽經」，主要是控制肝，具有儲存膽汁、排泄助消化的作用，也是「六腑」之中唯一具有儲藏功能的經絡，還兼具使中醫所謂的「氣」與「血」順暢巡行全身的作用。

另外，正如「大膽」這個詞代表的意思，膽經也掌管精神層面的「勇氣」、「膽量」等情緒。感覺自己決策力不足或對很多事情戰戰兢兢時，有可能是膽經失衡的警訊。

這條經絡從眼角開始，通過耳朵四周與頭側，因此一旦堵塞，就會造成這附近跟著出毛病；利用伸展體側的動作，消除經絡上的堵塞吧！

暢通經絡的瑜伽動作

足少陽膽經

G區

坐姿伸展體側

EASY

彎曲身體側面伸展經絡，就能夠清楚感覺到脖子和腰部四周的僵硬部位。鬆開平常不易伸展的地方，也有助於提昇血液循環效果。

Start!

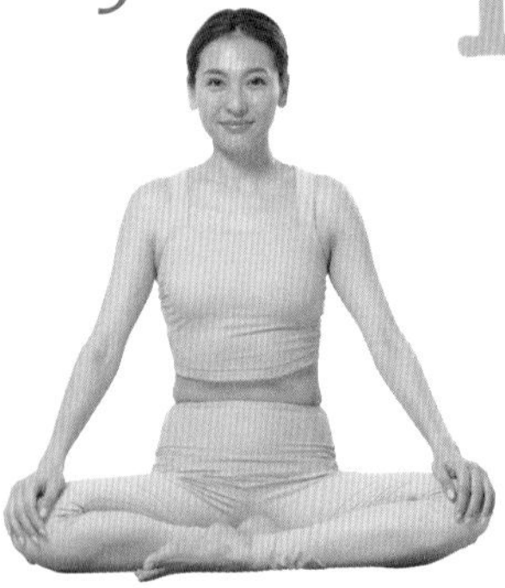

1 盤腿坐下，調整骨盆位置

雙腿彎曲盤腿坐下，接著手扶著骨盆前後，檢查骨盆是否直立。

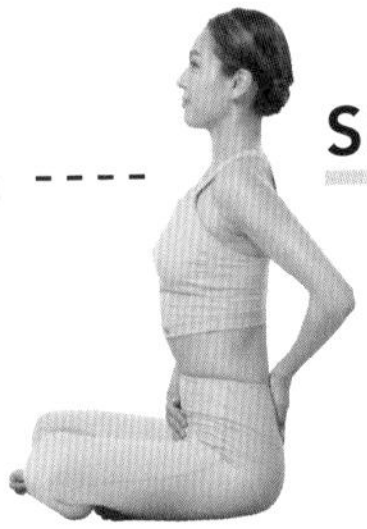

SIDE

2 從側面舉起一隻手伸展體側

一手從側面高舉過頭，另一邊的手放在地上，確實伸展舉起手的肩胛骨四周與體側。

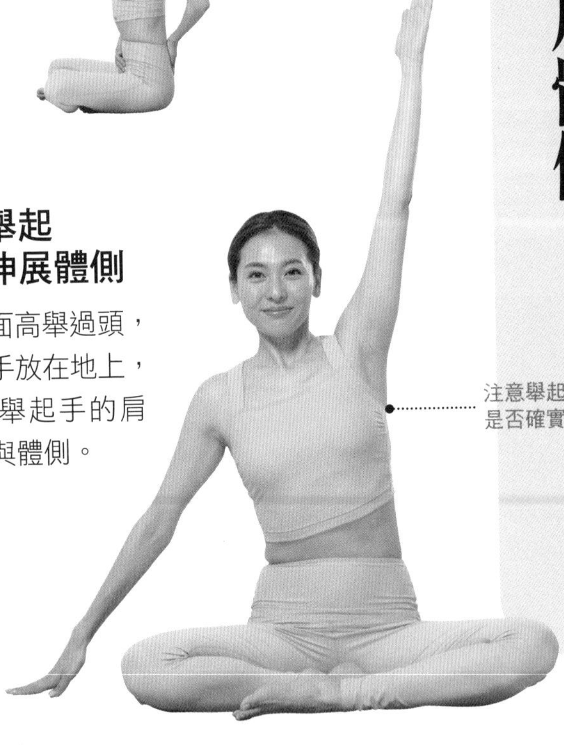

注意舉起手的肩胛骨是否確實伸展

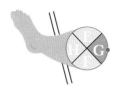

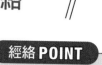

注意力放在體側彎曲的弧線，徹底伸展經絡

經絡 POINT

上半身不是挺直往側面倒，而是側彎伸展體側

為了完整伸展到整條經絡，可以把腰部往要伸展的那一側推出，讓身體側邊線條呈圓弧狀。步驟 1「檢查骨盆是否直立」，也是提升伸展效果的重點。

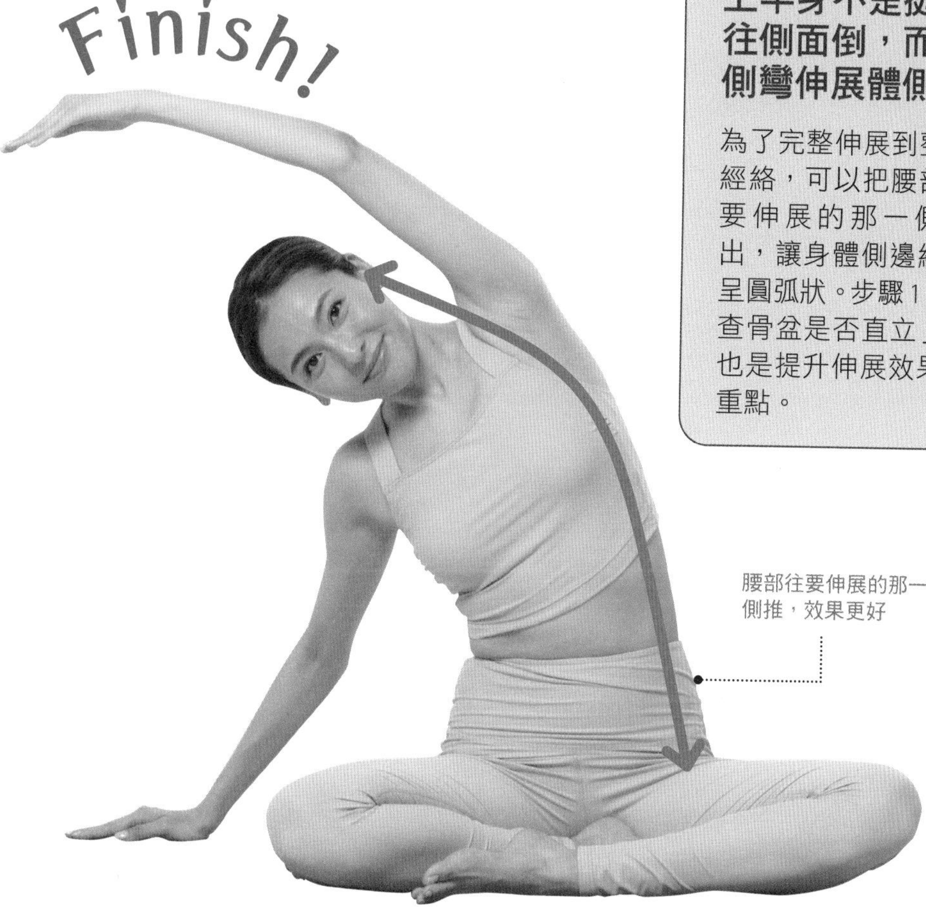

3 朝體側彎身，同時把呼吸送進伸展的經絡

吐氣時，上半身朝側面彎。想像把呼吸送進體側伸展的經絡，停留五個呼吸。吸氣時，回到原本的動作，換邊以同樣方式再做一次。

足少陽膽經

G區 HARD

伸展腿部的「鴿式」

從腿根處的鼠蹊部，完全伸展貼地那條腿的側面；覺得僵硬的部位，很可能是經絡堵塞。調整腳與上半身的位置，以舒服的姿勢伸展吧！

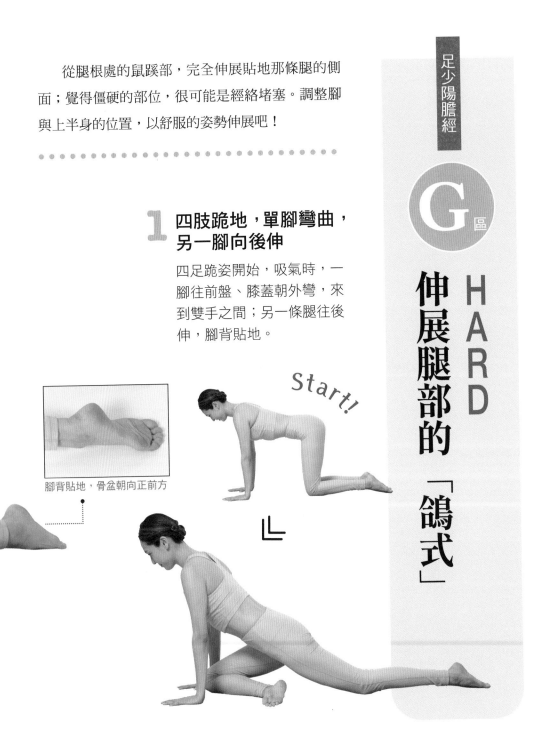

1 四肢跪地，單腳彎曲，另一腳向後伸

四足跪姿開始，吸氣時，一腳往前盤、膝蓋朝外彎，來到雙手之間；另一條腿往後伸，腳背貼地。

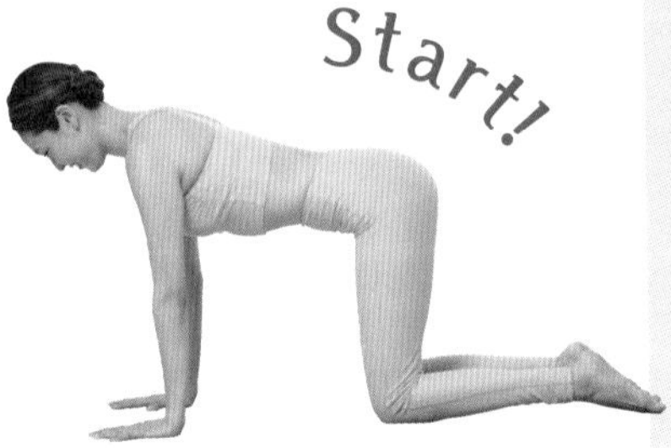

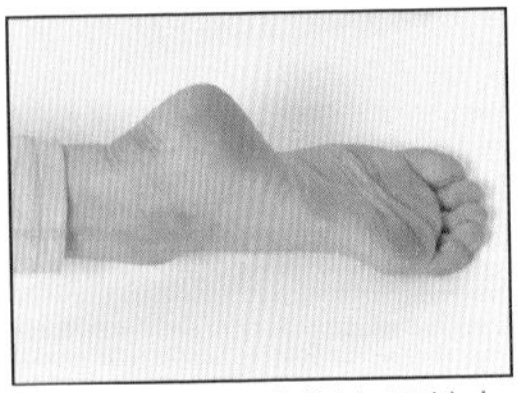
腳背貼地，骨盆朝向正前方

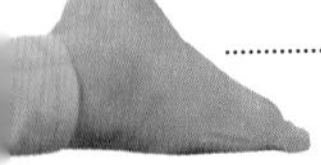

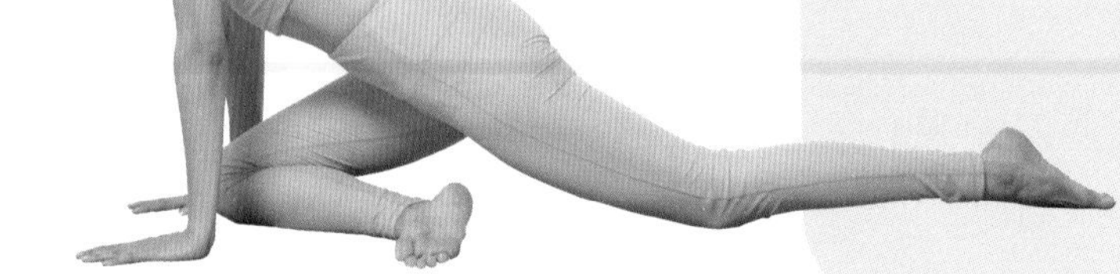

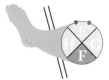

腳背貼地，拉伸身體背面，伸展整條經絡

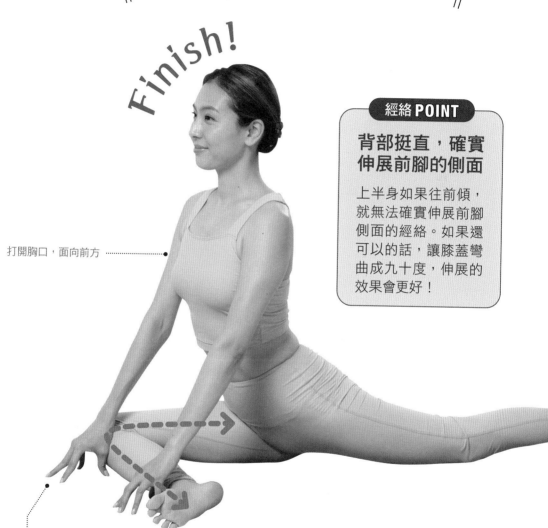

打開胸口，面向前方

伸展腿外側

經絡 POINT

背部挺直，確實伸展前腳的側面

上半身如果往前傾，就無法確實伸展前腳側面的經絡。如果還可以的話，讓膝蓋彎曲成九十度，伸展的效果會更好！

2 把呼吸送進彎起那隻腳側面的經絡

手指張開，指尖點地，上半身面向正前方，別讓骨盆前後傾斜。想像把呼吸送進彎起那條腿側面的經絡，停留五個呼吸。換邊以同樣方式再做一次。

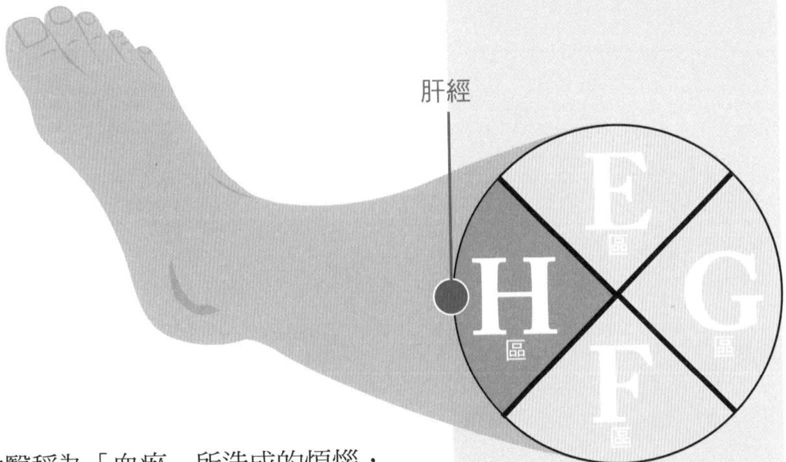

足厥陰肝經

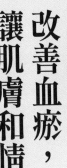

改善血瘀，讓肌膚和情緒煥然一新

此區對應的是中醫稱為「血瘀」所造成的煩惱，是由於氣虛使得血液流速變慢或匯集，除了黑斑等等肌膚問題之外，也與眼睛不適和血壓穩定等等狀況有關，另外在調整自律神經、改善憤怒、穩定不安的效果也很顯著。

有效改善以下問題

肩膀僵硬
眼睛疲勞
高血壓
壓力
肌膚黑斑

通過這一區的重要經絡

肝經

從腳拇趾的內側開始，經過腳背到小腿內側的中央，往上到大腿內側。接著經過下腹部，連接到心窩下方。

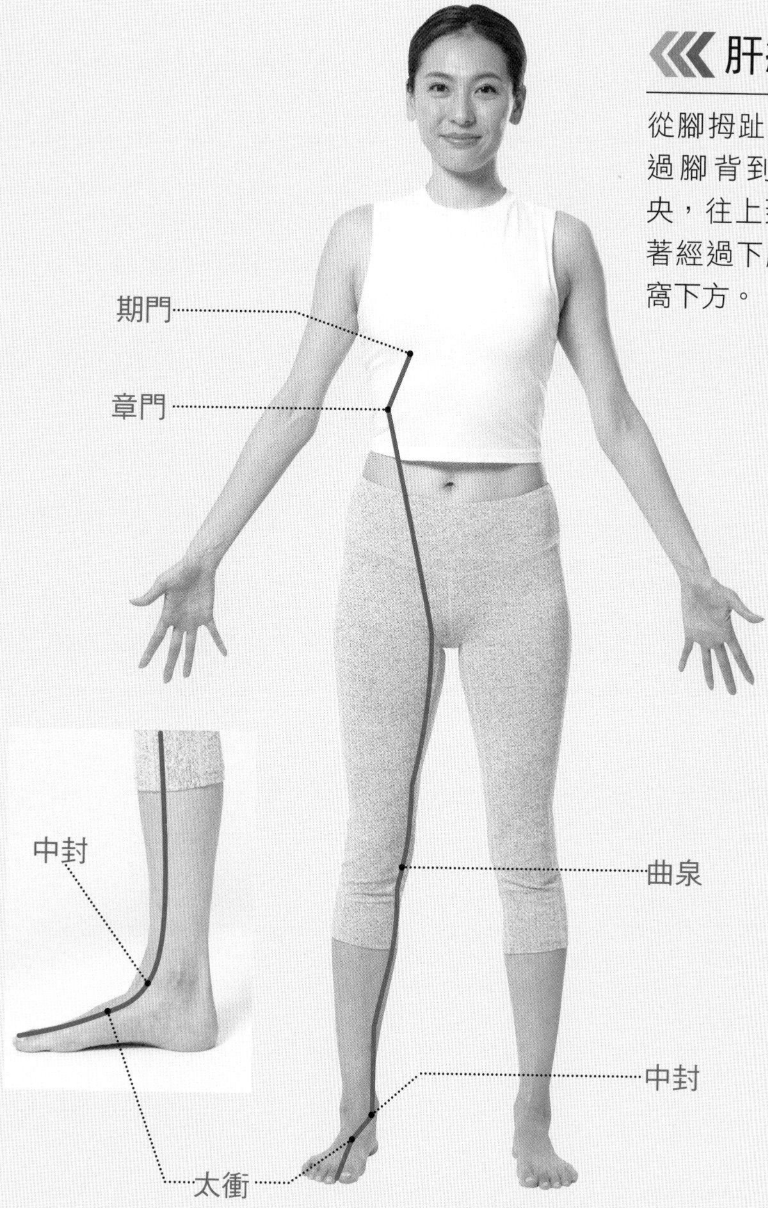

CHECK!

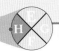

足厥陰肝經

立刻檢查！經絡堵塞了嗎？

肝經通過腿的內側，連接體側。H區堵塞的話，在打開髖關節或扭轉上半身時，就會感覺到大腿內側、軀幹緊繃或不舒服。

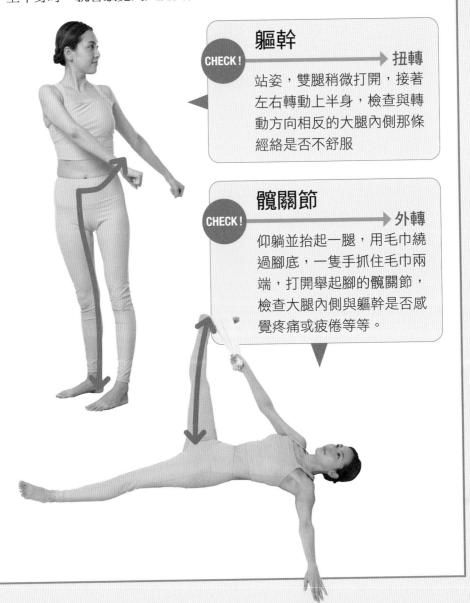

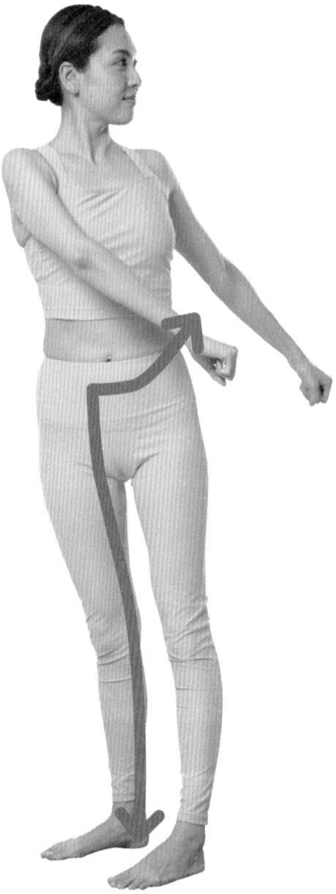

軀幹

CHECK! → 扭轉

站姿，雙腿稍微打開，接著左右轉動上半身，檢查與轉動方向相反的大腿內側那條經絡是否不舒服

髖關節

CHECK! → 外轉

仰躺並抬起一腿，用毛巾繞過腳底，一隻手抓住毛巾兩端，打開舉起腳的髖關節，檢查大腿內側與軀幹是否感覺疼痛或疲倦等等。

中醫稱血流停滯、濃稠的狀態為「血瘀」，這被認為是「肝經」堵塞所導致。原因有兩種，一種是，肝具備的「氣、血、水（津液）」運行全身各角落的作用出錯；另外一種是，儲存血液，控制巡行全身血量的功能出錯。因此，肝不適，除了會造成黑斑等肌膚問題，也會因血流停滯，造成肩膀僵硬、疼痛。此外，氣血逆亂，也會變成憤怒、不安的情緒表現出來。

肝經也與肌肉、自律神經、眼睛和指甲息息相關。這些部位如果出現症狀，可用「扭轉」動作刺激通過腿內側到軀幹的H區，改善堵塞。

暢通經絡的瑜伽動作

足厥陰肝經

H區

EASY 雙腿交叉扭轉

這個動作是利用雙腿交叉的重量，加深扭轉。從大腿到腿根和軀幹等日常生活中難以伸展的部位，都能夠有效伸展。

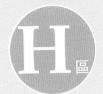

1 仰躺後屈膝

從仰躺的姿勢開始，雙手自然擺放身側，雙腿屈膝踩地立起。

Start!

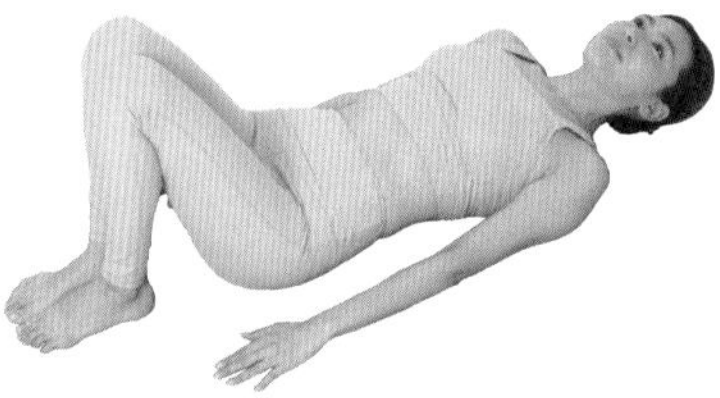

2 雙手往兩側張開，雙腿相交叉

掌心朝下，雙手往左右兩側張開，雙腿交叉互勾。

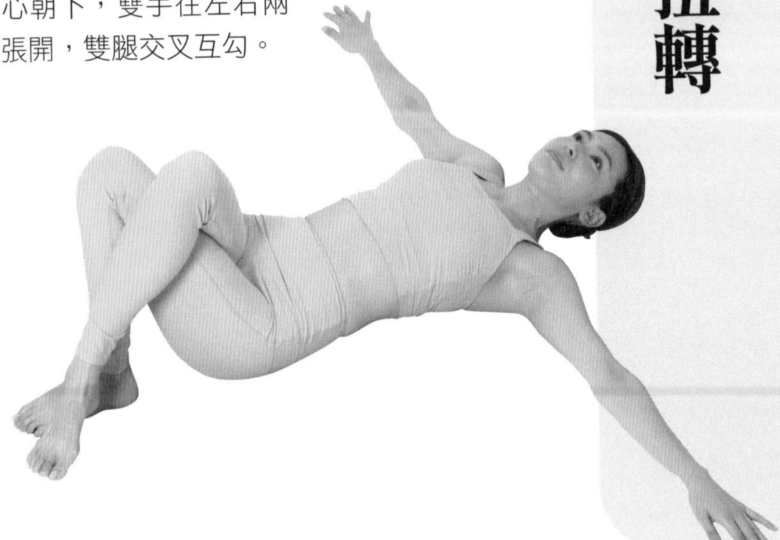

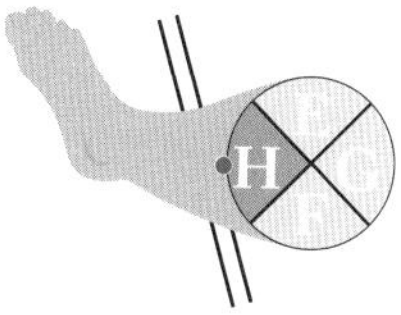

上半身與雙腿朝不同方向扭轉，舒服且大幅度地扭轉身體

經絡 POINT

感覺身體的扭轉，放鬆力氣伸展

扭轉時，能夠感覺到向外倒的大腿內側到軀幹這條經絡獲得伸展。身體要放鬆，不要勉強扭轉的幅度。

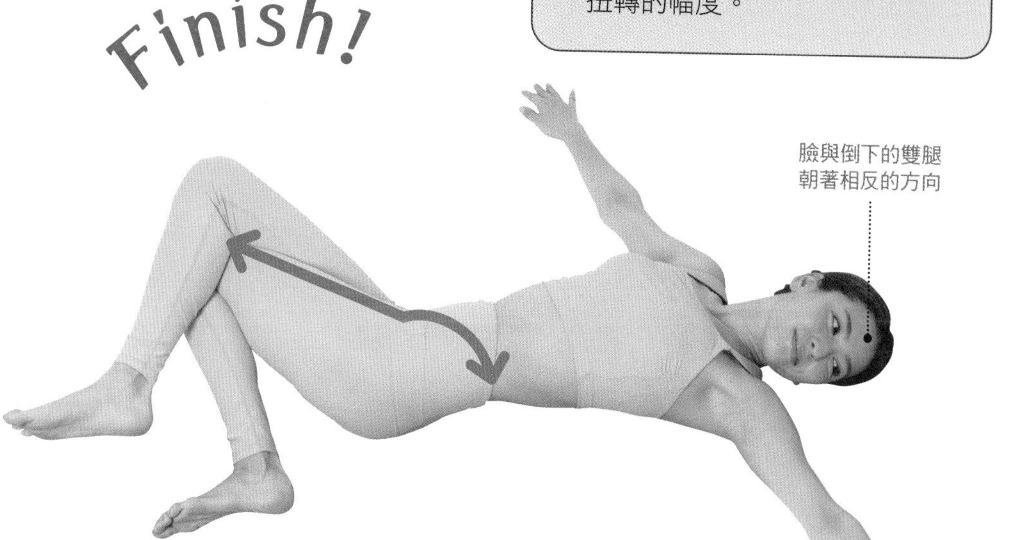
Finish!
臉與倒下的雙腿朝著相反的方向

3 雙膝倒下扭轉，把呼吸送進經絡

吐氣時，膝蓋倒向上面那條腿的方向，臉朝向另一邊。把呼吸送進下面那條腿的大腿內側到扭轉的軀幹這條經絡，停留五個呼吸。換邊以同樣方式再做一次。

足厥陰肝經

H 區

HARD

站姿開腿前彎扭轉

張開雙腿加上扭轉身體，完全伸展經絡通過的腿內側。打開肩膀與胸口深呼吸，更能夠實際體驗到經絡伸展的效果。

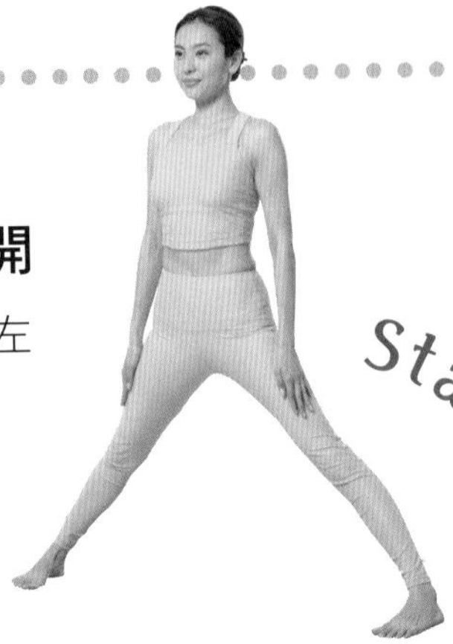

Start!

1 雙腳往左右張開

站姿開始，雙腿向左右兩側大大張開。

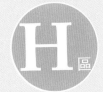

2 前彎，雙手貼地，吸氣抬頭

吐氣時，身體向前彎，頭頂朝下，雙手貼地。接著吸氣時，手肘打直，抬臉朝前。

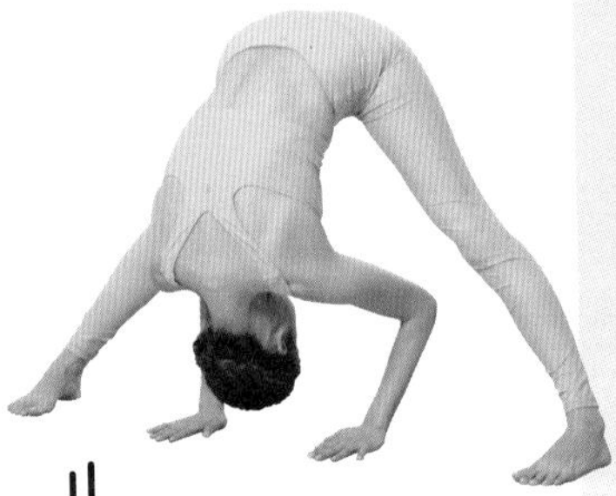

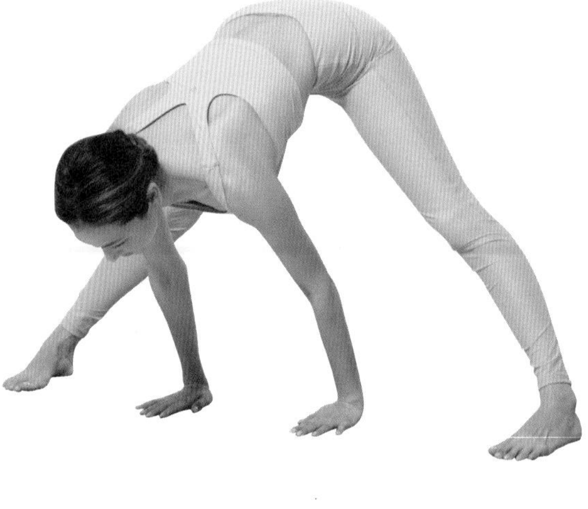

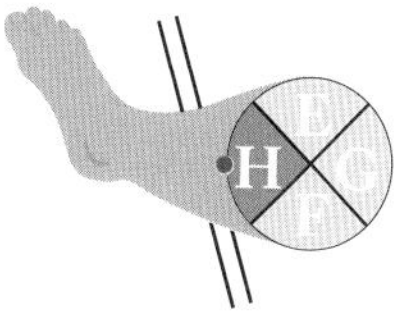

伸直手臂，大幅度扭轉軀幹，刺激連接腿的經絡

3 手往上伸直，把呼吸送進扭轉的經絡

貼地的雙手，其中一手移動到原本雙手中間的位置，另一手往正上方伸直，打開肩膀。視線向上看，扭轉連接腿內側與軀幹的經絡，把呼吸送進這裡，停留五個呼吸。換邊以同樣方式再做一次。

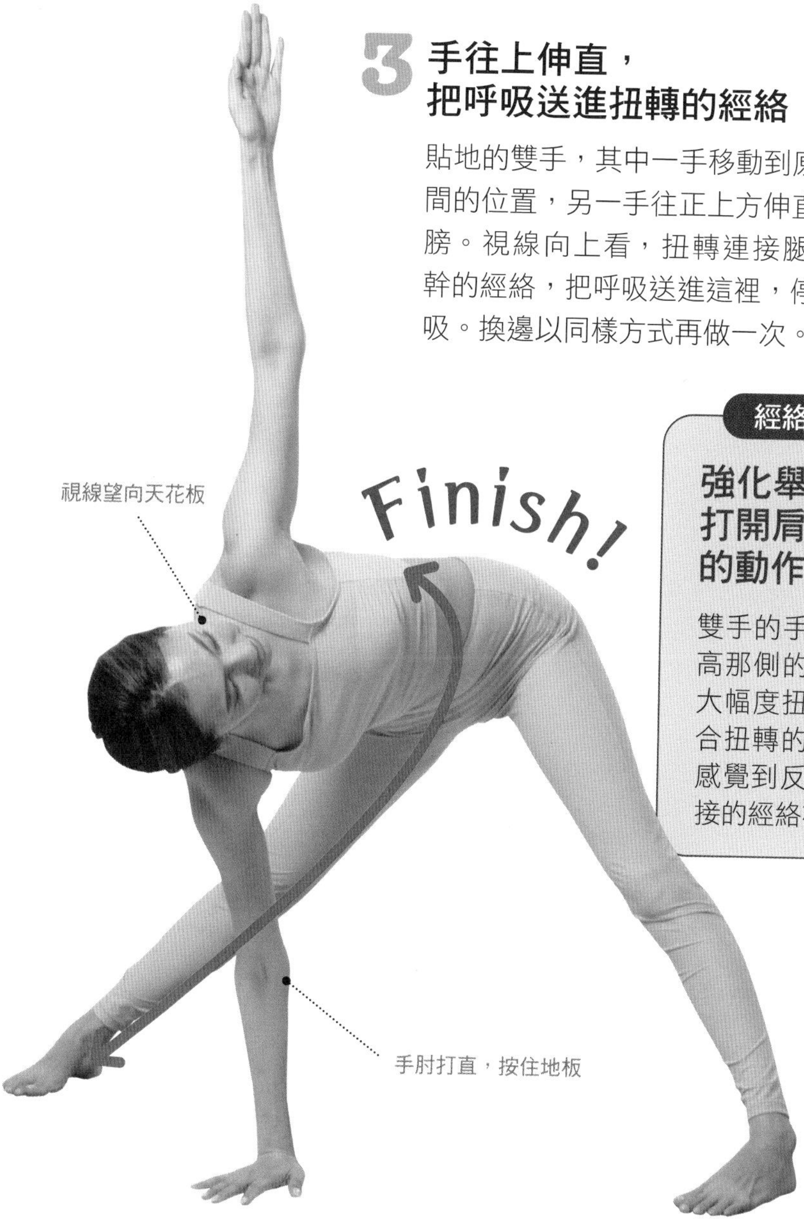
Finish!
視線望向天花板
手肘打直，按住地板

經絡 POINT

強化舉高手臂、打開肩膀扭轉的動作

雙手的手肘打直，舉高那側的肩膀打開，大幅度扭轉軀幹。配合扭轉的動作，可以感覺到反側腿內側連接的經絡在伸展。

Part 03 溫灸瑜伽

「灸法」是中醫的傳統療法，古代中國在兩千多年前就已經確立了這項理論。

穴道刺激有助於解決急性症狀，而灸法則被視為是對付慢性症狀的有效手段。溫熱刺激滲透經絡，使身體慢慢變暖，格外舒服；配合目的選擇放鬆動作，能有效緩解身心的不適和疲勞。

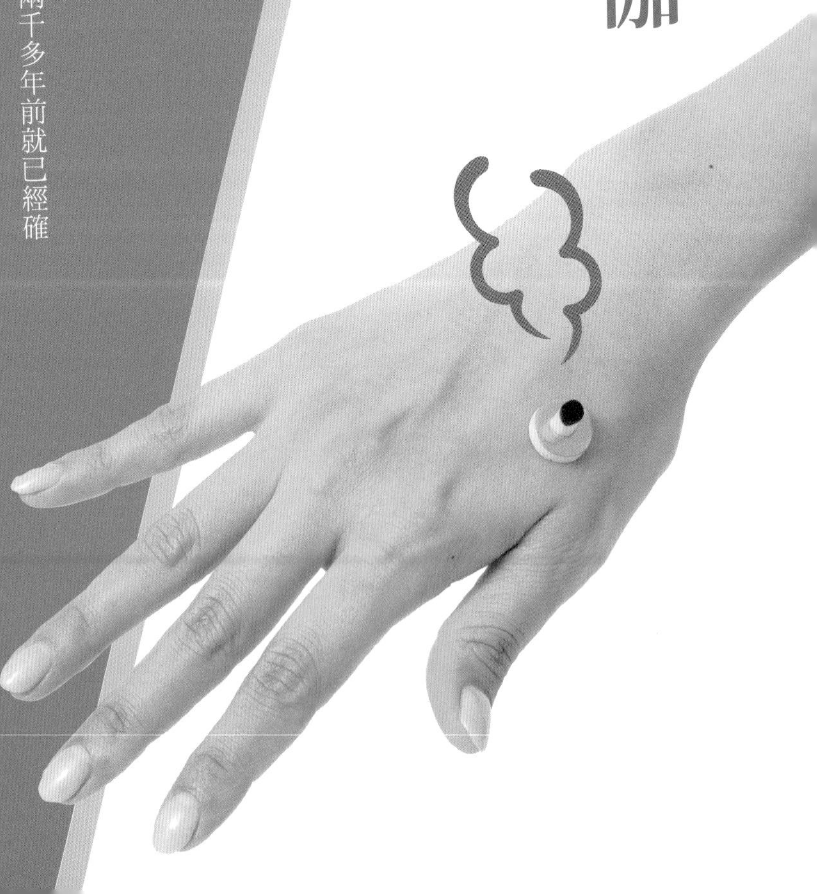

溫灸和瑜伽，如何搭配最有效？

這些身體上的小毛病，
就用一個動作＋一個穴位來解決

全身症狀別索引

1 開始瑜伽動作之前，先找到穴道位置

指尖按到感覺痛麻的位置，就是穴道。還不習慣時，可以先在皮膚上做記號，方便後續步驟進行。最好也事先準備好打火機和菸灰缸等，用來丟棄燒完的艾灸貼。

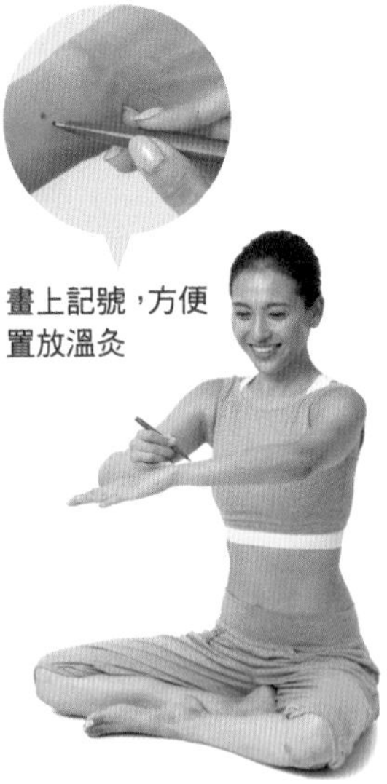

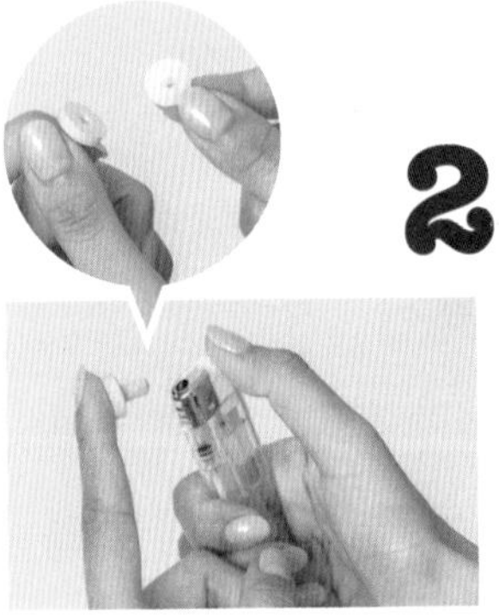

2 把艾灸貼貼在指尖，點火

撕下底座的背紙，把艾灸貼貼在非慣用手的指頭上，以慣用手拿打火機點燃艾灸貼的頂端。

3 拿著底座貼在穴道上

點燃之後，手拿著底座兩側，輕輕移動到穴道上黏緊。如果放的位置有兩處，中間不要停留，立刻繼續放下一個。

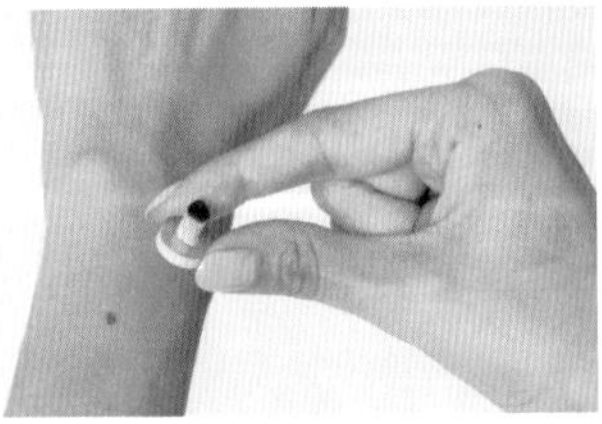

NG!

別把艾灸貼貼在穴道上點火

還不習慣使用時，建議先點火，再把艾灸貼貼到穴道上，比較安全。因此步驟 1 會建議大家在穴道位置做記號。

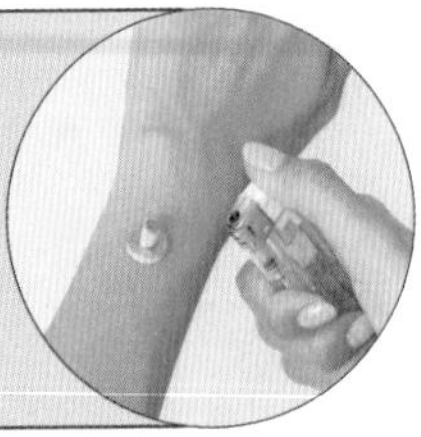

一個動作搭配兩個穴道，
效果更加倍！

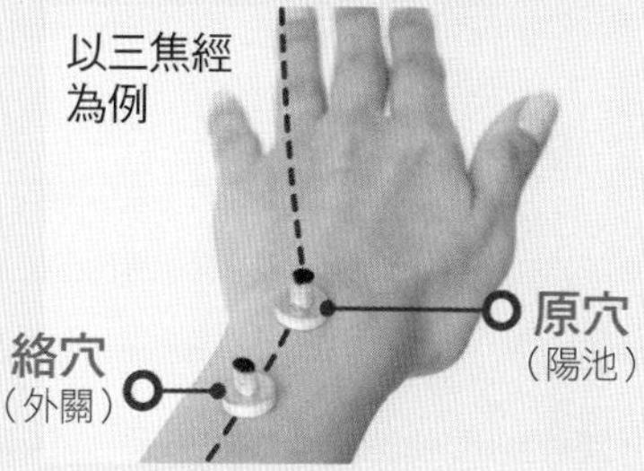

溫灸瑜伽主要使用的是各經絡中，稱為「絡穴」的穴位。施灸時，只使用絡穴也可以，不過如果可以的話，建議同時在特效穴道「原穴」上施灸。同時對兩處穴道施以溫熱刺激，能夠使經絡更順暢，效果也更好。

何謂絡穴？

主要的十二經絡各自分出絡脈，「絡穴」就是絡脈上負責連結其他有表裡關係的經絡的關鍵穴道。以三焦經為例，「外關」穴負責連結與之對應的心包經，能對兩條經絡發揮作用，因此在改善慢性症狀上更容易看到進展。

何謂原穴？

各經絡中，生命活動原動力「原氣（＝精氣）」集中的特效穴道。對應的臟腑原氣也多集中在此，因此中醫治療上經常使用。

4 一邊伸展、一邊維持動作

伸展穴道所在的經絡，同時深呼吸放鬆。在艾灸貼的火熄滅前一刻，你會感受到一股特別強烈的熱度。如果能夠堅持下去，不覺得勉強，就繼續維持姿勢，直到火熄滅為止。

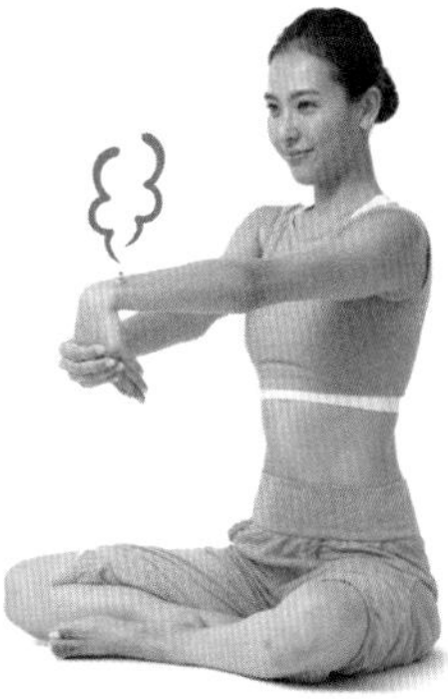

5 底座降溫後，再拿下艾灸貼

火熄滅後，艾灸貼的溫熱效果仍會持續，伸展經絡的動作結束後，可以暫時貼著，直到底座完全冷卻再取下。

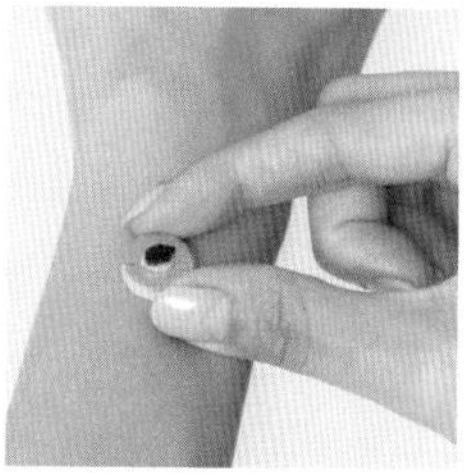

6 最後以大休息式放鬆

做完多次伸展動作或有時間的話，建議把雙手輕輕張開，以大休息式（攤屍式）休息片刻。

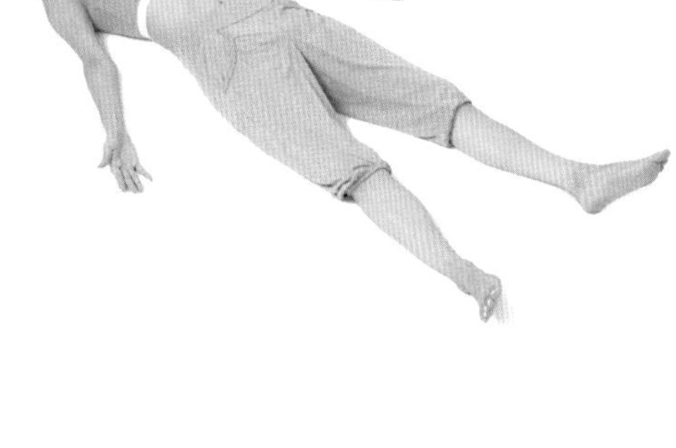

用溫熱感緩慢刺激穴道

「灸法」是中醫獨特的治療方式，利用溫熱，刺激身心症狀所對應的穴道，藉此調整經絡。而灸法的材料艾絨，是收集自艾草葉背的絨毛。艾草也是中醫的生藥，具有清血、補血和利尿等等功能。

另外，艾絨最有特色的香氣，來自於精油成份「桉葉油醇」。灸法就是利用燃燒艾絨產生的溫熱，讓這些成份滲透到皮膚，再利用熱刺激促進血液循環。

而「溫灸瑜伽」就是灸法與瑜伽動作結合帶來的加成效果，利用溫灸刺激經絡上的特效穴道，同時伸展該處經絡，可達到改善循環的效果。

實際做了之後，你會感覺溫熱刺激滲透經絡，身體慢慢舒適放鬆。灸法有悠久的使用歷史，自古以來是老百姓最熟悉的自我照護方式之一，請各位務必試試。

檢查艾灸貼的煙霧動向

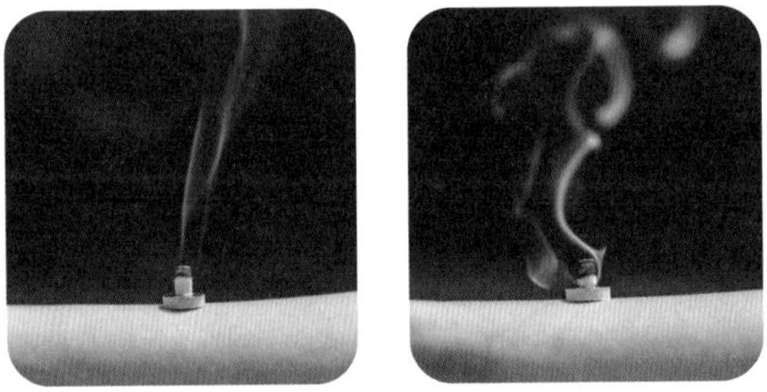

看煙霧的狀態也能夠看出灸法對經絡循環的改善成效。雖然風與空氣的流動時常改變，因此這只能當作參考，不過從經絡與「氣」流的角度來說，還是能做為參考之一。

若是看到煙霧搖晃，很可能是「氣」不順；心情保持平靜，注意力放在艾灸貼上。若煙霧嗖地筆直豎起，表示經絡暢通。

適合新手的現成溫灸用品

溫灸瑜伽建議使用自黏式艾灸貼（有底座的類型），不同的溫灸商品，溫熱程度不同，新手可先從較溫和的基本款開始。等習慣溫灸的熱度之後，再使用其他類型。

無煙型

如果你不喜歡艾灸貼殘留的味道，也可以選擇無煙無味或少煙少味的類型。這種艾灸貼的溫熱效果，與一般有底座的類型相同。

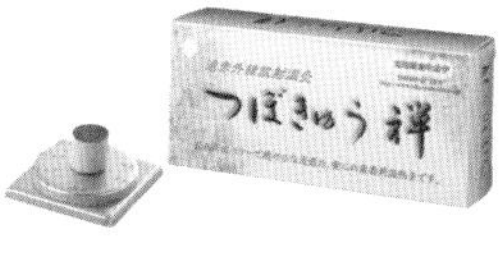

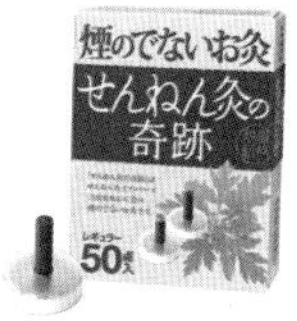

（右）將艾絨碳化，使溫熱效果能夠長時間持續，而且發煙較少。「千年灸的奇蹟 一般型」（左）特殊貼紙能夠釋放遠紅外線，以舒適的溫熱滲透到深處。「無煙壺灸禪」

基本款

第一次施灸的話，可先試試基本款的溫熱型商品。其恰到好處的熱刺激，也最適合進行溫灸瑜伽。

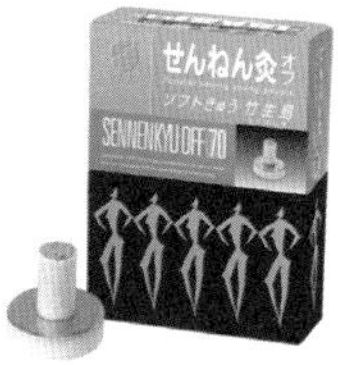

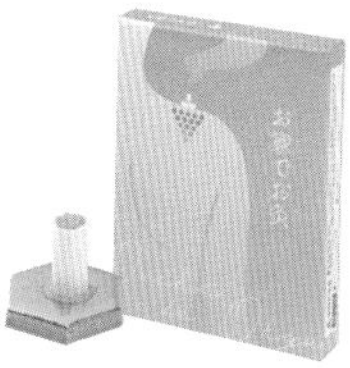

（右）特徵是具有溫和的溫熱與舒適的刺激。「居家灸治」。（左）灸法新手與肌膚敏感的人也適用。「千年灸 of 柔軟型 竹生島」

香味型

芳香精油帶來的放鬆效果，能夠更享受灸治的悠閒氣氛。配合當天的心情選擇香味，也是一種樂趣。

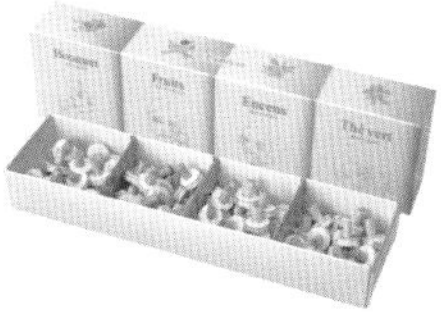

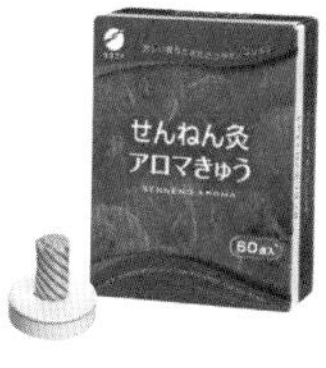

（右）溫和的溫熱效果使芳香精油散發微微的香氣。「千年灸 芳香精油灸」。（左）可從鮮花、水果、香木、綠茶香氣中挑選的套裝組合。緩和的溫熱適合新手。「第一次灸治 moxa 四種香氣組」。

提高溫熱效果的特別灸法

習慣了灸治，或是身體局部對熱不靈敏，可以選擇溫熱效果更高的艾灸貼商品。這種商品參考固有的「隔物灸」方式，把薑片或蒜片放在皮膚上，點燃艾絨，幫助成份滲透。

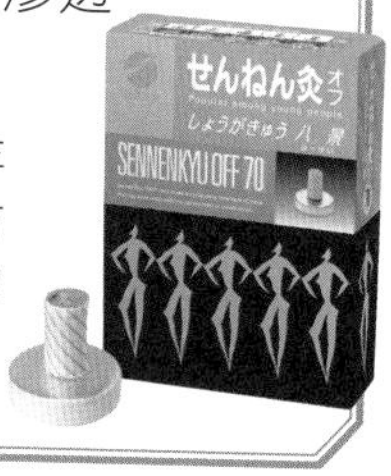

把薑的成份帶入艾絨，促進血液循環。「千年灸 of 薑灸八景」還有溫熱程度不同的味噌灸、大蒜灸等。

※ 編註：台灣也有各種類型的溫灸貼可以購買，讀者可依自己的需求選購。

新手別擔心！

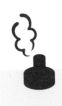

最常見的溫灸瑜伽問題

為了獲得艾灸的效果，必須施以溫熱刺激。但溫熱的感受方式，會因為不同的身體部位、身體狀況，以及氣候、體質等而改變。以「自己覺得舒適」為標準，一開始先試試較低的溫度，習慣後，你就能夠找到適合自己的溫灸。

借助現代的器具、注意使用方式，就能輕鬆在家實踐這種有悠久歷史的健康法，充分體驗到使用溫灸的放鬆效果。

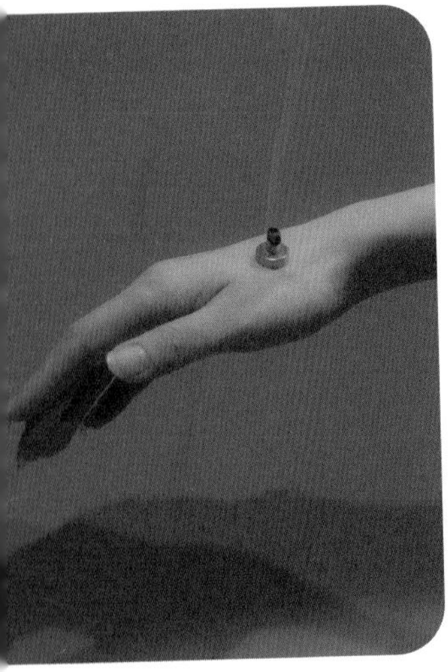

Q 只進行單純的溫灸也可以嗎？

A 當然可以。把艾灸貼在合谷穴等特效穴道，能夠帶來舒暢清爽的效果。但是搭配伸展經絡的瑜伽，效果會更好。

Q 進行溫灸瑜伽的最佳時間點是？

A 沒有特定的時間，不過最好避開入浴前後一個小時肌膚較敏感的時刻。推薦在睡前用來放鬆、消除一整天的疲勞。

Q 溫灸瑜伽可以每天做嗎？

A 想要從根源改善身體不適的話，筆者建議盡可能持續做。但若是對皮膚造成負擔，很可能燒燙傷或色素沉澱，因此也要視情況適度安排休息，或搭配進行上一章的經絡瑜伽。

Q 可以一次做多種動作嗎？

A 假如身上有多處不適，基本上可以連續進行二～三個動作。但是，艾灸貼的作用可能會太過刺激，最好視身體狀況調整進行。其他部位的不適，可以先用上一章的經絡瑜伽動作來緩解。

Q 太燙無法忍受時，該怎麼做？

A 太熱或感覺不舒服時，就直接把艾灸貼拿下，不要勉強。或也可以把艾灸貼改貼到同一條經絡的其他穴道上。火還沒有熄滅的話，也建議重新貼回原本的穴道上，刺激應該已經緩和下來了，貼回去可以更加提升經絡的暢通效果。

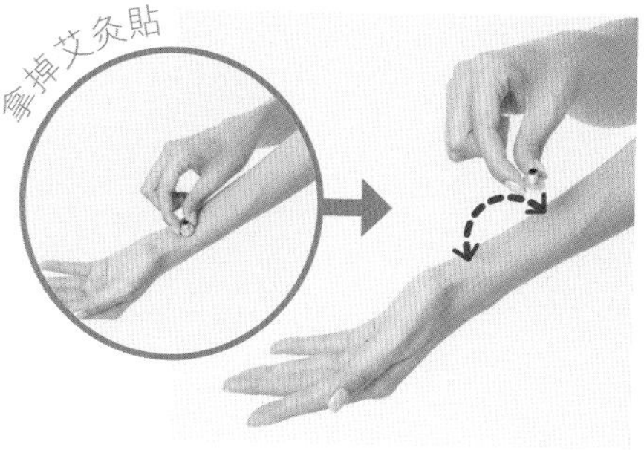

Q 如果想要立即看到效果，可以怎麼做？

A 同一個穴道反覆施灸兩～三次，藉此提高效果，稱為「追灸」。使用這個方法燒燙傷的風險也會跟著提高，因此皮膚熱到無法忍受時，請立刻停止，不要勉強。

Q 進行溫灸瑜伽時，身體似乎漸漸變得疲憊倦怠……

A 身體在逐漸恢復的過程中，出現沉重的感覺，代表正在好轉。這種時候就以大休息式躺下，暫時讓身體休息吧。

也可改用其他替代方式刺激穴道

好處就是在無法施灸，或在做瑜伽之外的時間，也可以利用這些商品持續刺激穴道。一直貼到自動脫落為止，或是貼兩～三天再拿下。

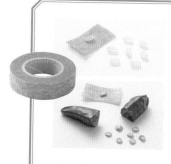

民俗療法的「米粒貼」、「辣椒籽穴道貼」

過去的做法是，拿醫用透氣膠帶把米粒等小的顆粒狀物品貼在穴道上，利用恰到好處的硬度刺激穴道。除此之外，還有一招密技是用辣椒籽代替米粒。

日本的針灸院也會使用的「金屬顆粒貼」

一般醫療器材「MAGRAIN」，是把金屬顆粒貼在穴道上給予刺激。除了直徑七公釐的標準型之外，還有刺激更強的圓錐形產品等。

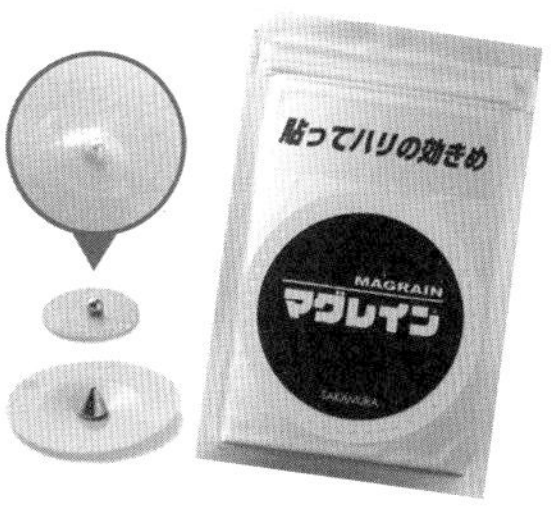

溫灸瑜伽

症狀

—1—

肩膀僵硬

「小腸經」是從手臂後側開始，連接肩胛骨、脖子的經絡。搭配艾灸貼的熱度使這一區感覺溫熱，同時伸展經絡。做動作時要注意不要向前挺腰，關鍵在於只有手臂從根部向後舉。

對支正穴施灸，同時伸展手臂後側

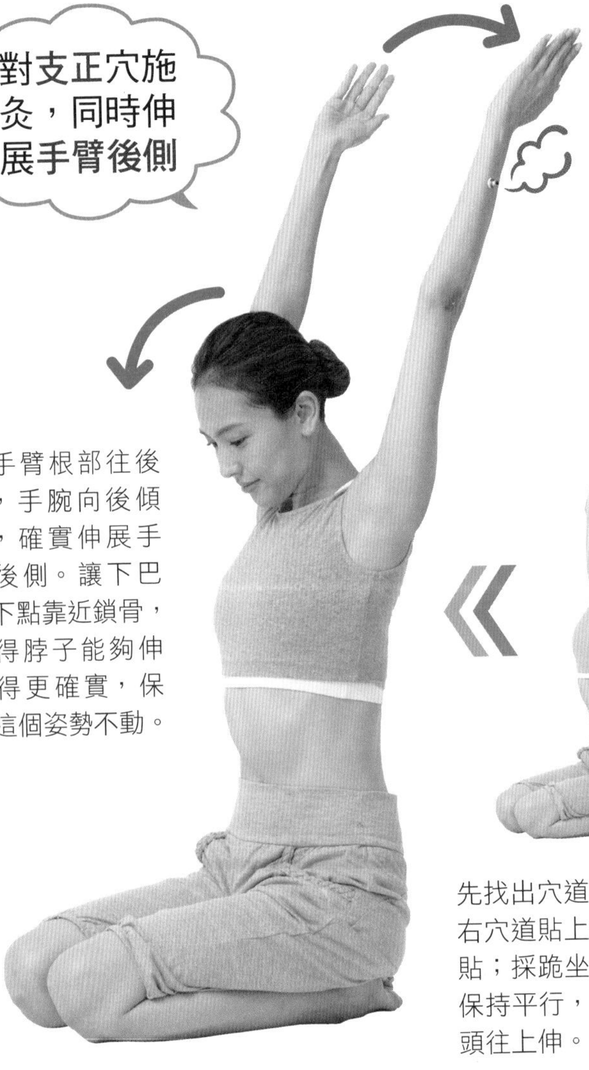

從手臂根部往後舉，手腕向後傾斜，確實伸展手臂後側。讓下巴往下點靠近鎖骨，使得脖子能夠伸展得更確實，保持這個姿勢不動。

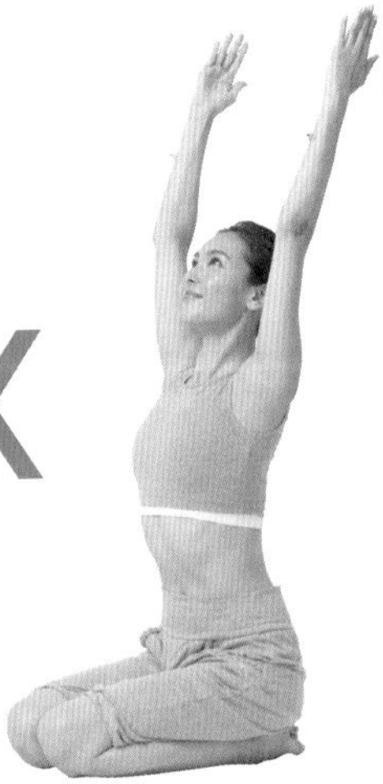

先找出穴道位置，在左右穴道貼上點燃的艾灸貼；採跪坐姿勢，雙臂保持平行，筆直高舉過頭往上伸。

效果更加分

腕骨

小腸經的原穴

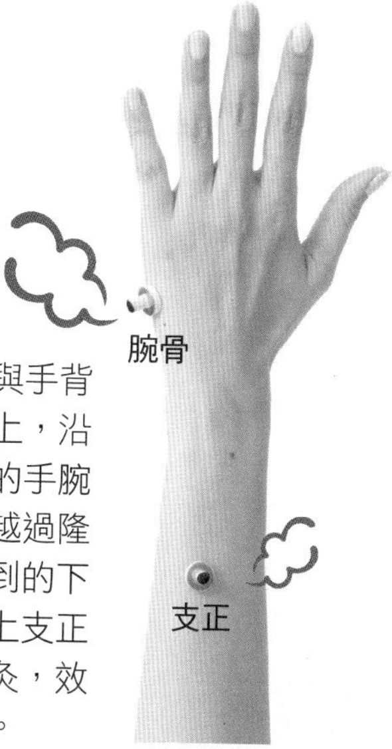

在手掌心與手背的分界線上，沿著小指骨的手腕側摸索，越過隆起之後摸到的下凹處。加上支正穴一起施灸，效果會更好。

貼灸的穴位

支正

小腸經的絡穴

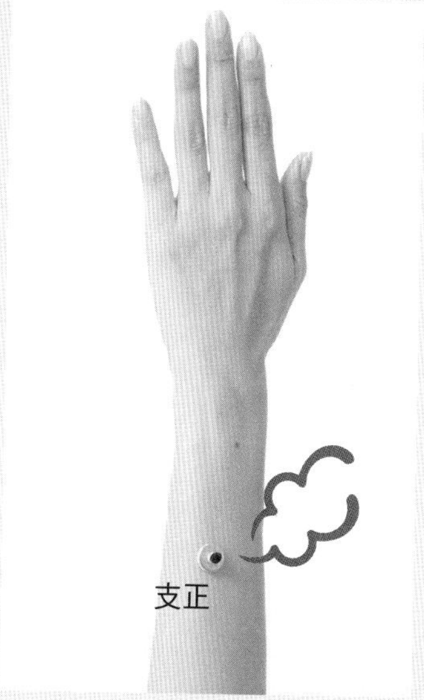

在手背小指側骨頭與前臂突出的骨頭之間、距手腕下凹處五根拇指橫寬處的手肘側，前臂外側骨頭的邊緣與肌肉之間。

※ 小腸經的經絡圖請參考 P75。

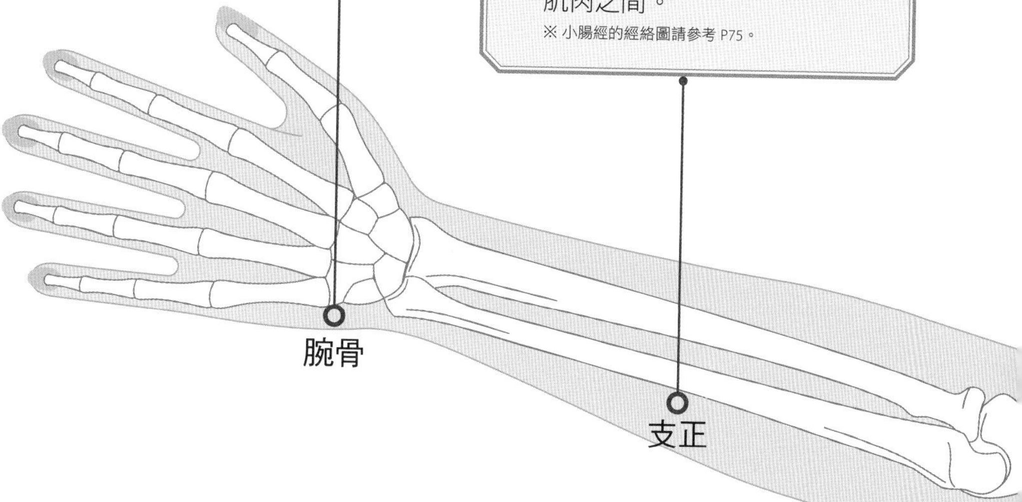

溫灸瑜伽

症狀

—2—

腰痛

感覺腰痛時，做這個動作，對腿側「膀胱經」的穴道施灸，同時伸展連接背部的經絡。膀胱經與腎經合作掌管身體的水分代謝，因此施灸的溫熱效果能夠改善腰部沉重的疲勞感。

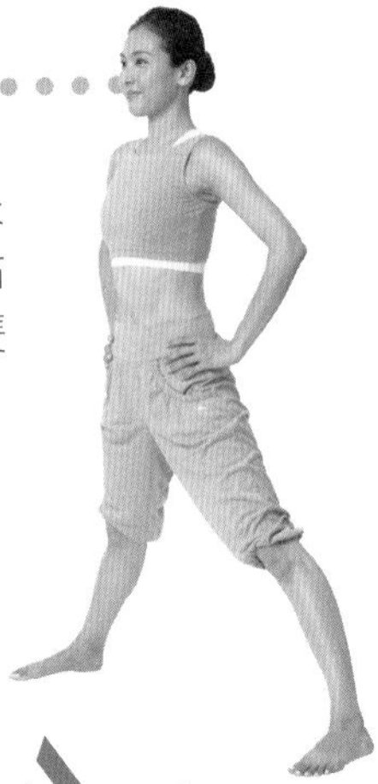

在左右穴道貼上艾灸貼，雙腳大大張開站立，腳尖稍微向內，雙手插腰，深吸一口氣。

對飛揚穴施灸，同時伸展腿的外側

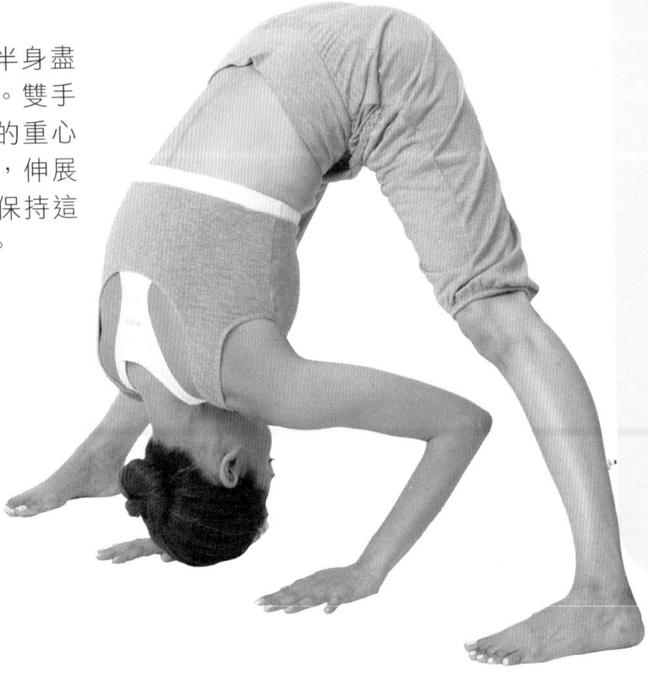

吐氣時，上半身盡可能向前彎。雙手貼地，身體的重心放在腳跟上，伸展雙腿外側，保持這個姿勢不動。

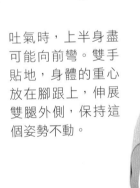

貼灸的穴位

飛揚

膀胱經的絡穴

距外踝後面的下凹處往上七根拇指橫寬處，在小腿肌肉與阿基里斯腱之間，穴道名稱指的是膀胱經的氣血在這裡吸熱上行。

※ 膀胱經的經絡圖請參考 P107

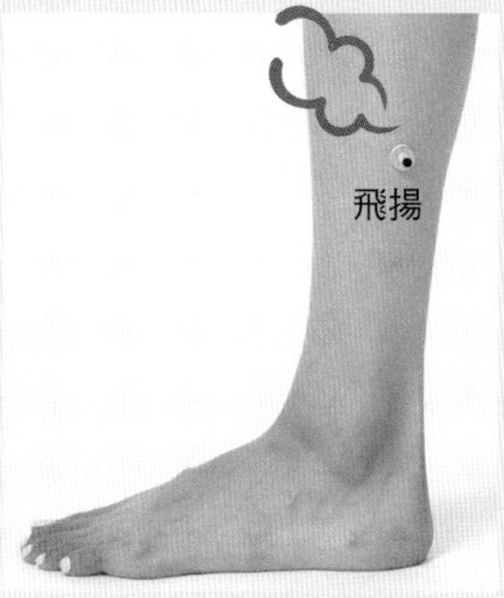

效果更加分

京骨

膀胱經的原穴

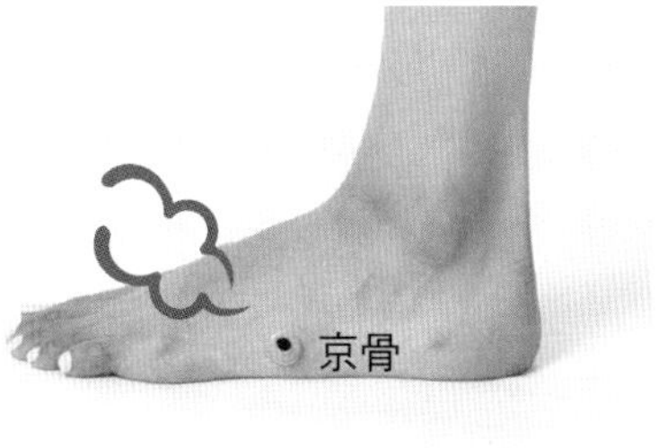

腳背小指側的骨頭外側，靠腳跟隆起處前面的下凹處。與飛揚穴同時施灸，效果會更好。

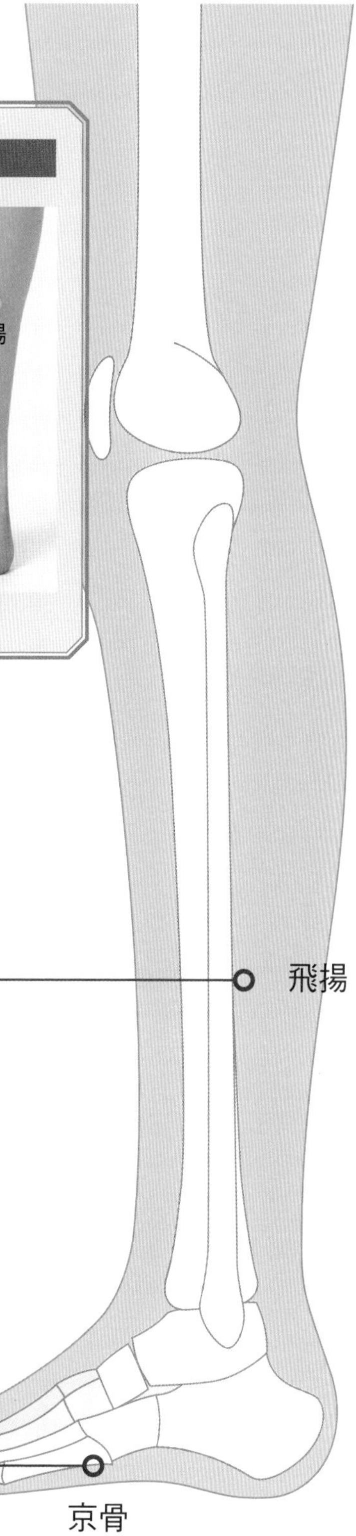

溫灸瑜伽

症狀

—3—

脖子僵硬

因為智慧型手機使用過度、姿勢經常前傾的生活習慣，造成脖子慢性疼痛。手臂外側連接脖子肌肉、耳朵四周的是三焦經，用艾灸貼緩慢加熱其穴道，就能夠放鬆過度使用的部位。

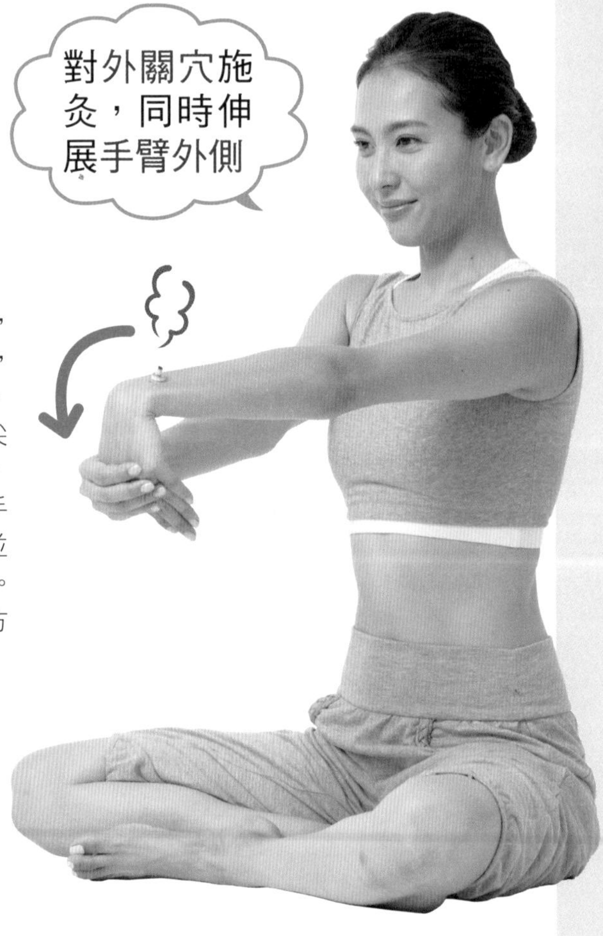
對外關穴施灸，同時伸展手臂外側

首先雙腿盤起坐下，找到穴道位置之後，貼上點燃的艾灸貼。手臂向前伸，指尖朝下、手腕向下彎，以另一隻手拉住手背，伸展手臂前側並保持這個姿勢不動。接著換邊以同樣方式再做一次。

貼灸的穴位

外關

三焦經的絡穴

手掌朝手背方向彎，形成的橫紋向上兩根拇指橫寬處，位在手腕骨頭的中央。與心包經上的「內關」穴（P157）正好位在表裡兩側。

※ 三焦經的經絡圖請參考 P91。

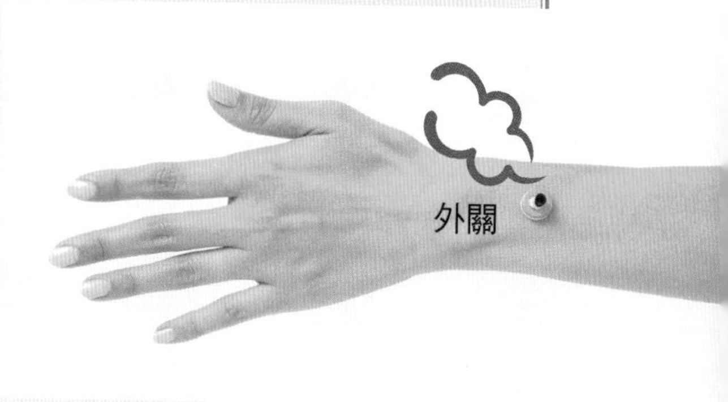

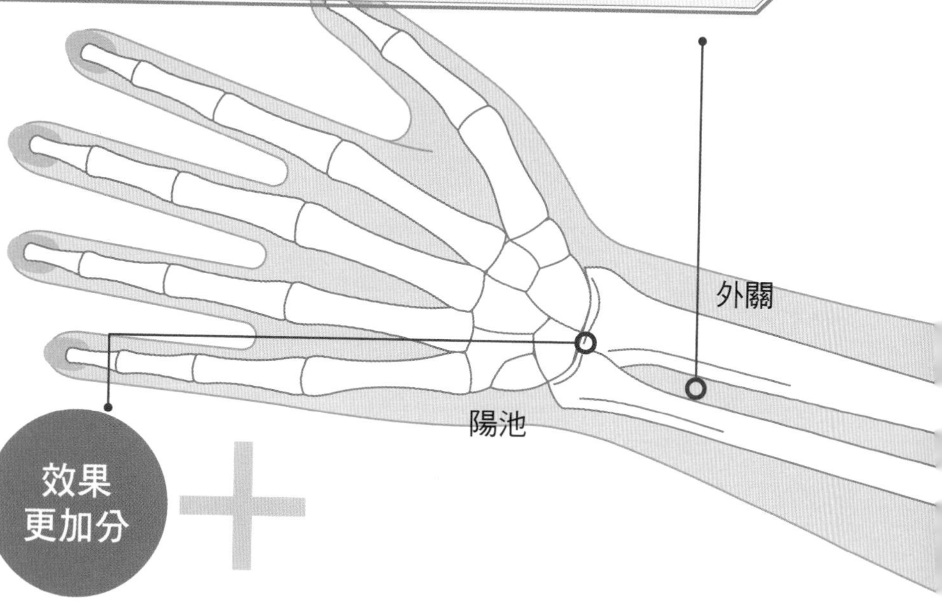

效果更加分

陽池

三焦經的原穴

手掌朝手背方向彎，形成的橫紋中央略靠小指側，手腕骨頭斜上方的下凹處。與外關穴同時施灸，效果會更好。

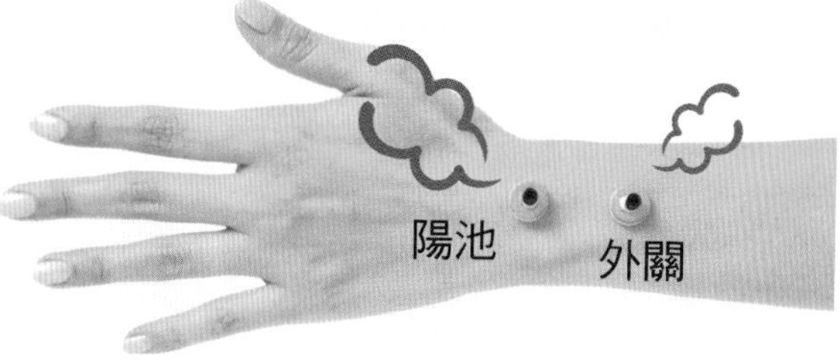

溫灸瑜伽
症狀
—4—
膝蓋痛

這裡要介紹的是膝蓋上與外側的特效穴道，不過膝蓋痛的場合，推薦以疼痛部份的穴道為主要的施灸對象。把膝蓋拉近身體，伸展腿前側，同時也能改善連接鼠蹊部的「胃經」循環。

伸直雙腿坐下，把疼痛邊的膝蓋輕輕彎起，貼上點燃的艾灸貼。雙手抱住小腿把膝蓋拉近身體，伸展腿前側並保持這個姿勢不動。

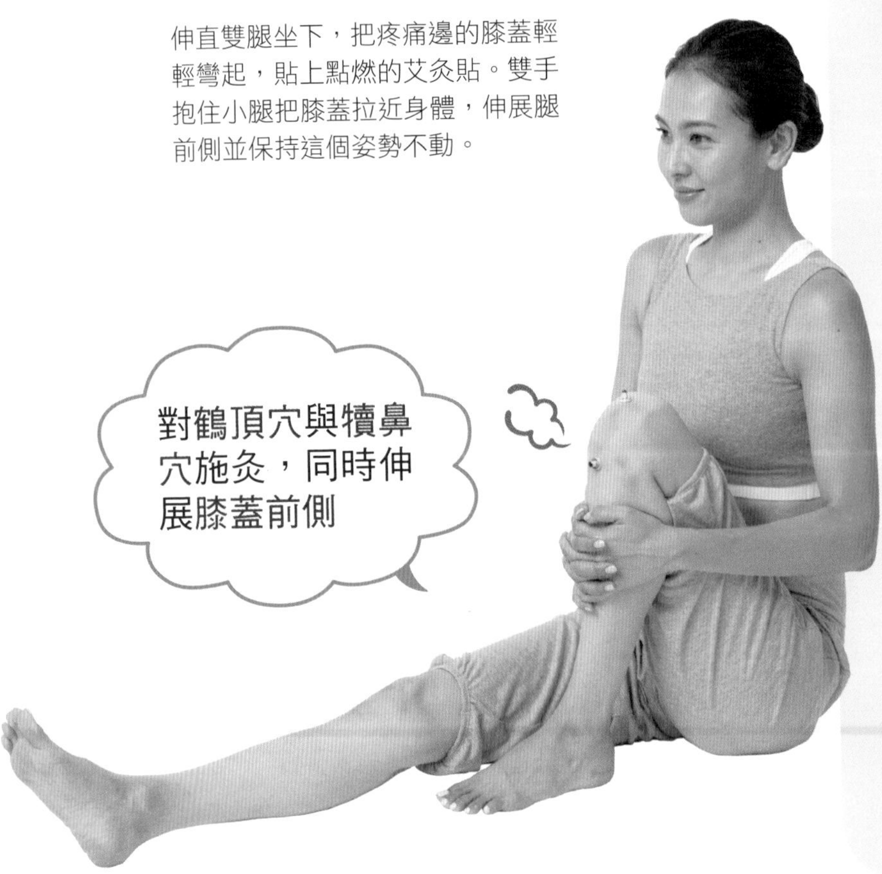
對鶴頂穴與犢鼻穴施灸，同時伸展膝蓋前側

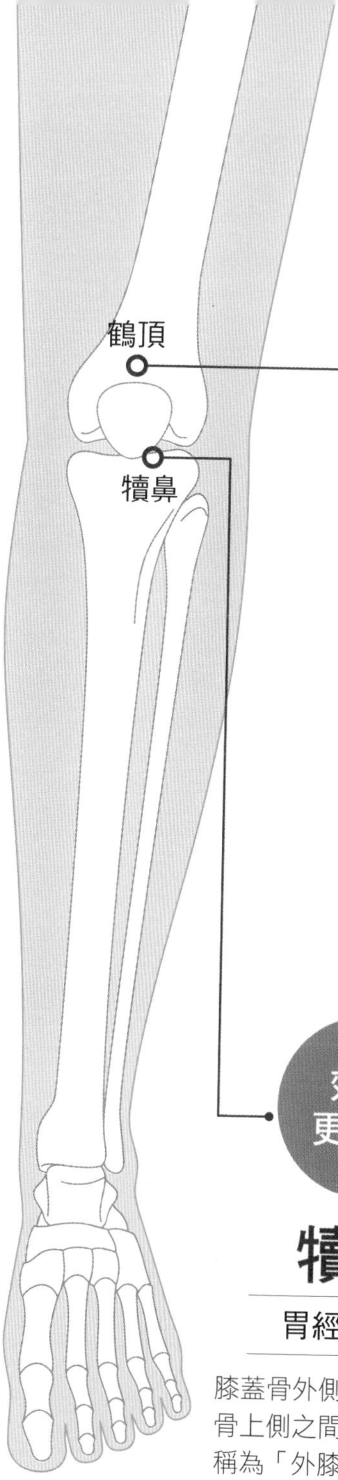

貼灸的穴位

鶴頂

奇穴＊

膝蓋骨上側邊緣正中央下凹處。這裡是肌肉與肌腱相連的地方，也會影響到膝蓋骨的活動。這個名稱來自於膝蓋骨的形狀類似鶴的頭頂。

＊何謂奇穴？

不在經絡上、單獨存在的特效穴道。在中醫漫長的歷史中，根據經驗知道其治療效果可期，因此傳承下來。對付特定症狀能有顯著的效果等，是奇穴的特徵。

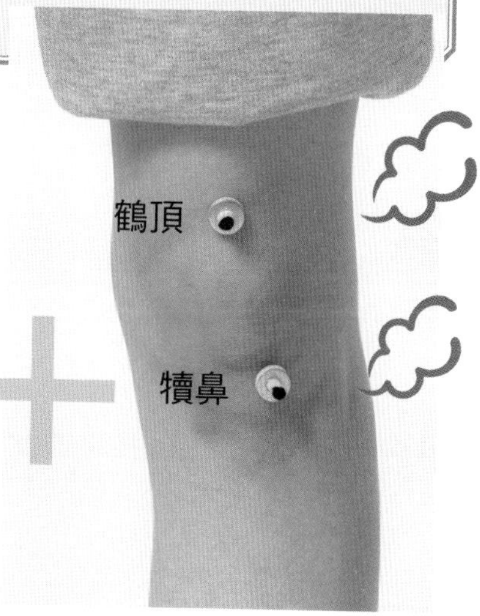

效果更加分

犢鼻

胃經的穴道

膝蓋骨外側下方，與小腿骨上側之間的下凹處，也稱為「外膝眼」，意指穴道位置在膝外凹陷處。

※ 胃經的經絡圖請參考 P99。

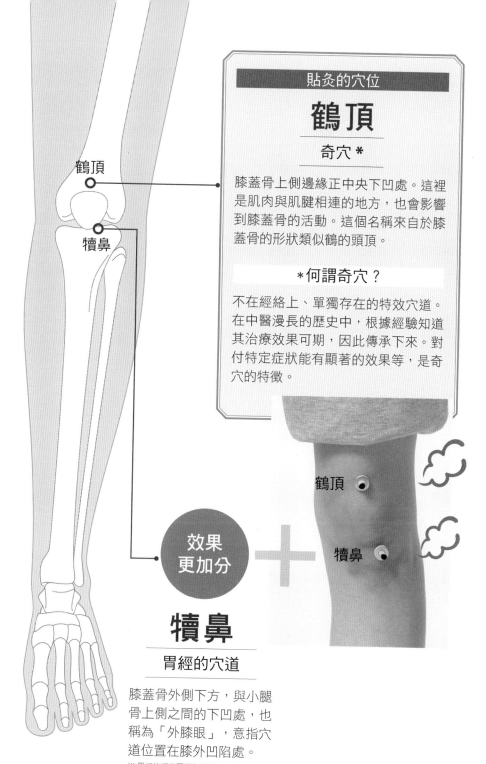

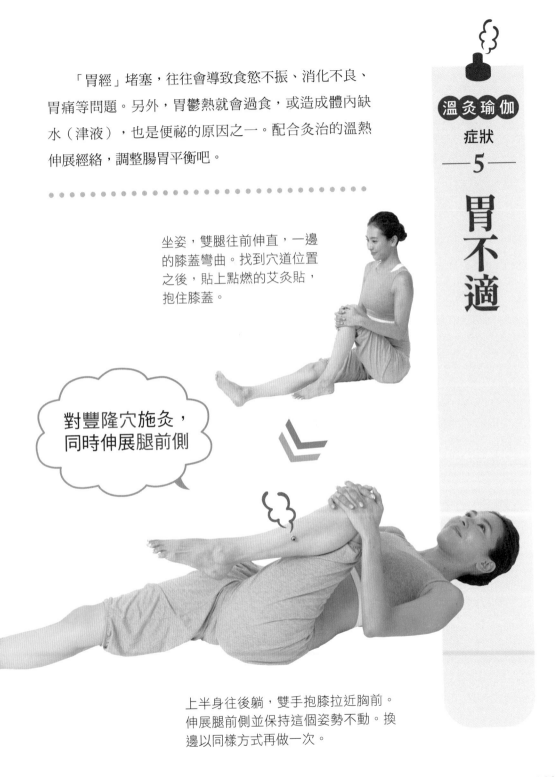

溫灸瑜伽

症狀

—5—

胃不適

「胃經」堵塞，往往會導致食慾不振、消化不良、胃痛等問題。另外，胃鬱熱就會過食，或造成體內缺水（津液），也是便祕的原因之一。配合灸治的溫熱伸展經絡，調整腸胃平衡吧。

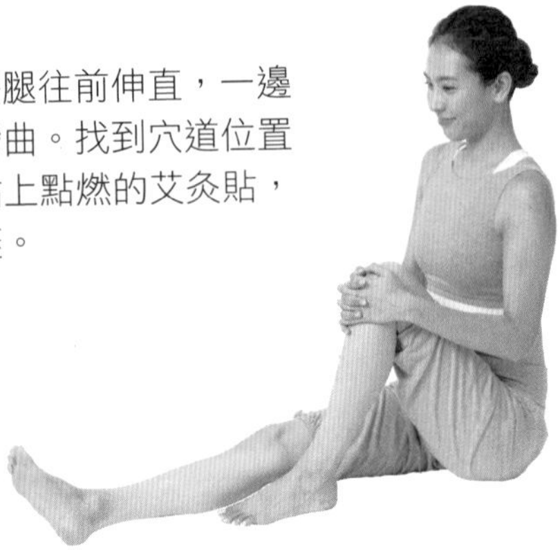

坐姿，雙腿往前伸直，一邊的膝蓋彎曲。找到穴道位置之後，貼上點燃的艾灸貼，抱住膝蓋。

對豐隆穴施灸，
同時伸展腿前側

上半身往後躺，雙手抱膝拉近胸前。伸展腿前側並保持這個姿勢不動。換邊以同樣方式再做一次。

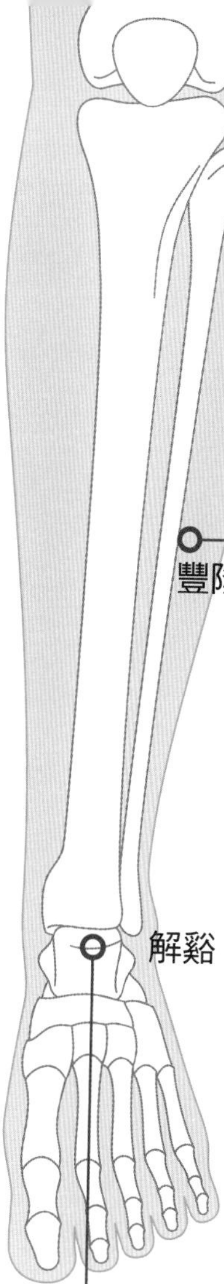

貼灸的穴位

豐隆

胃經的絡穴

在膝蓋外側、中央高處與外踝連線的中間，距小腿骨兩根拇指橫寬處的外側。或者是距外踝頂端往上八根拇指橫寬處。

※ 胃經的經絡圖請參考 P99。

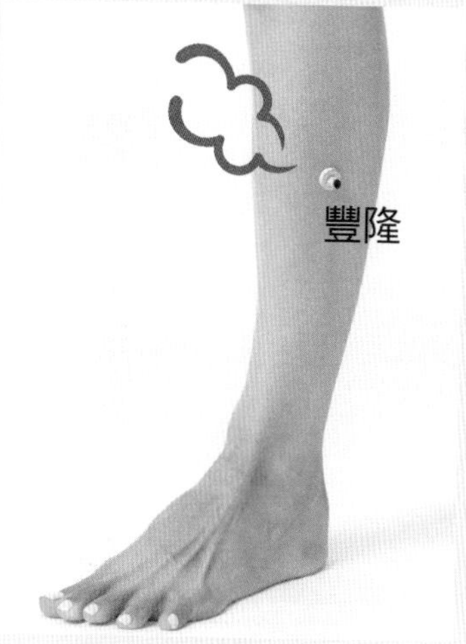

效果
更加分

解谿

胃經的穴道

在腳踝彎起形成的橫紋中央，腳拇趾與食趾延伸的肌腱之間形成的下凹處。與豐隆穴同時施灸，效果會更好。

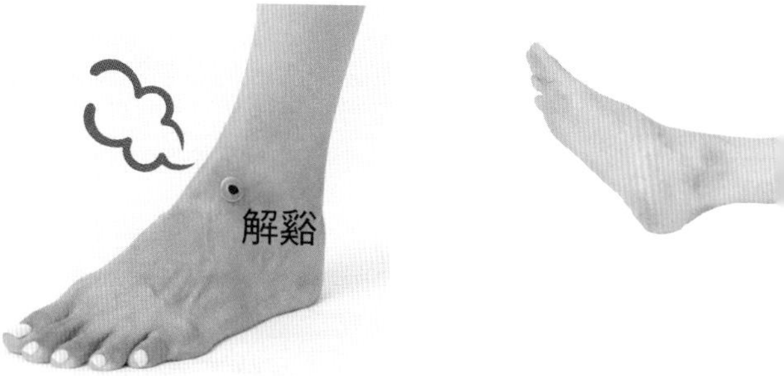

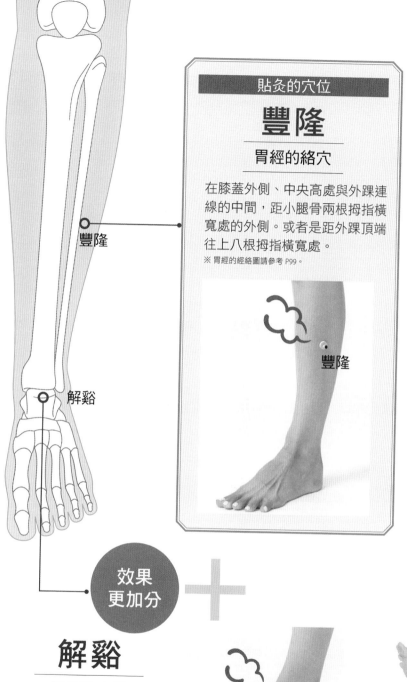

溫灸瑜伽

症狀

—6—

手腳冰冷

製造氣、血、水（津液）的能量並運送到全身，是「脾經」的工作，這裡一旦堵塞，就會出現疲勞倦怠、內臟循環不順等等問題。利用溫熱穴道的效果，刺激腿內側到身體正面的經絡，一起改善循環。

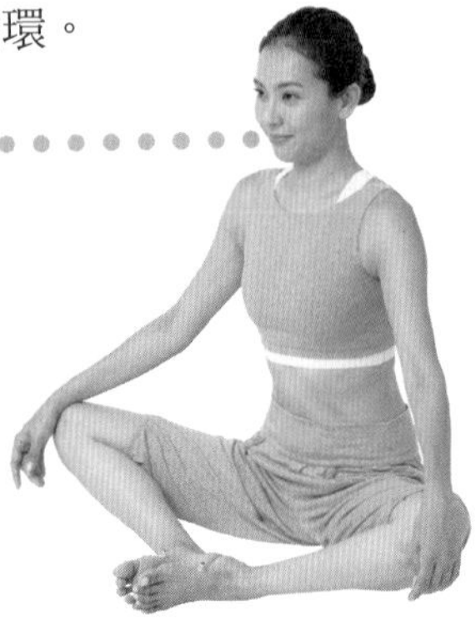

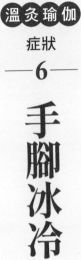

坐姿，左右腳底貼合，找到穴道位置之後，貼上點燃的艾灸貼。

對公孫穴施灸，同時伸展腿內側

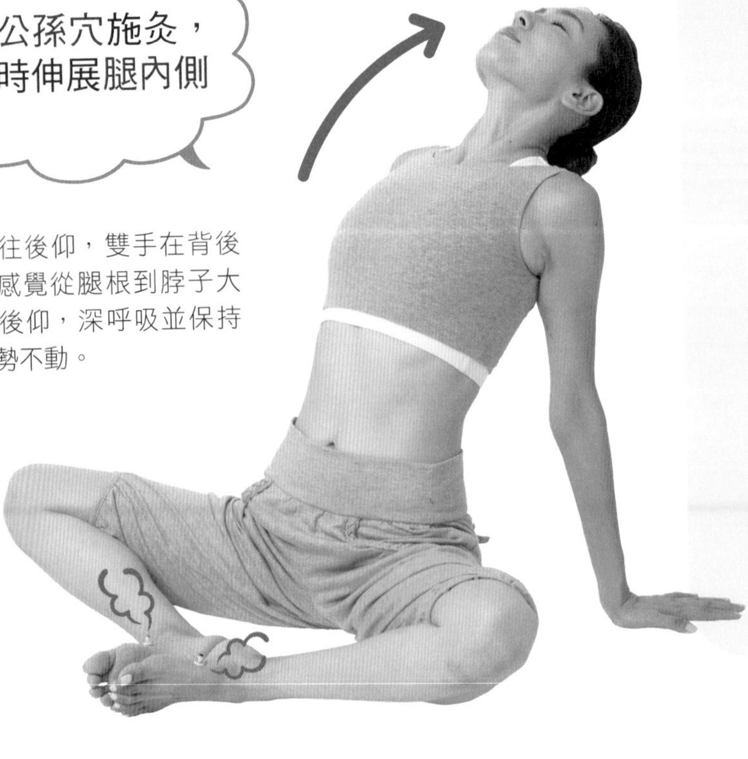

上半身往後仰，雙手在背後支撐。感覺從腿根到脖子大幅度向後仰，深呼吸並保持這個姿勢不動。

效果更加分 ＋

太白

脾經的穴道

在腳掌內側的側面，拇趾根部的大關節靠腳踝側的下凹處。與公孫穴同時施灸，效果會更好。

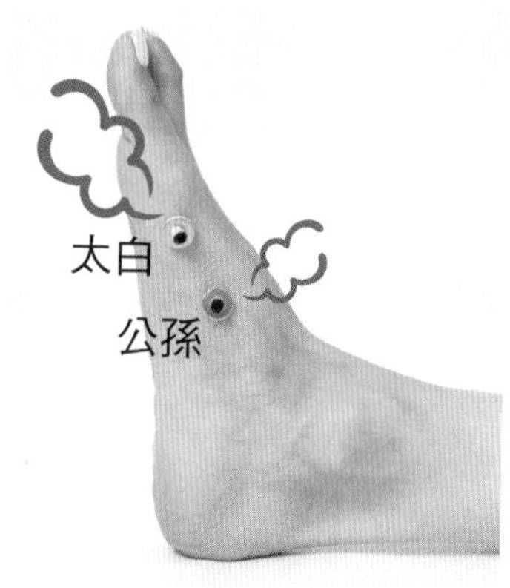

貼灸的穴位

公孫

脾經的絡穴

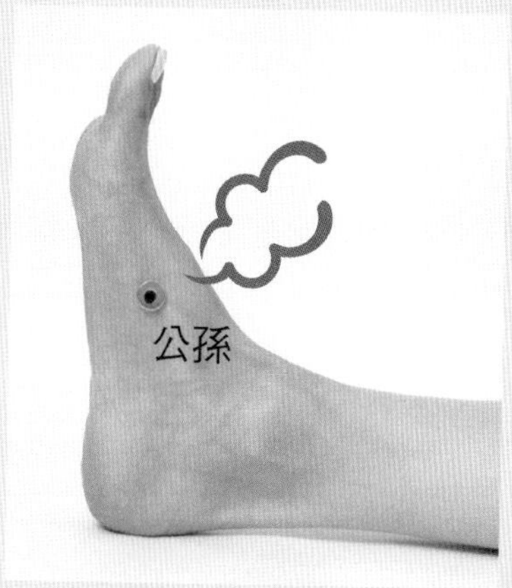

在腳底和腳背的分界線上，沿著拇趾根部的骨頭（蹠骨）往腳踝方向摸，摸到的下凹處。穴位名稱「公孫」可上溯到黃帝，為最古老的複姓之一，此外這個穴位也連結其他重要的經絡，可說是影響身體健康的重要大穴。

※ 脾經的經絡圖請參考 P99。

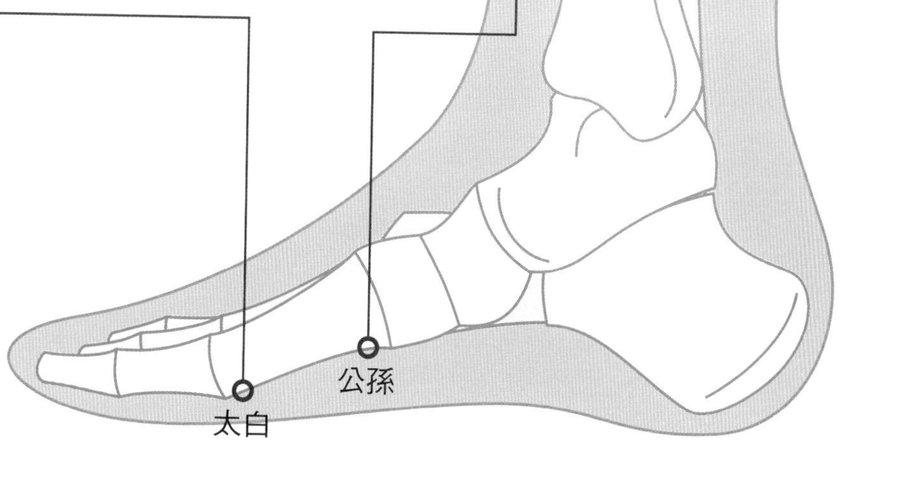

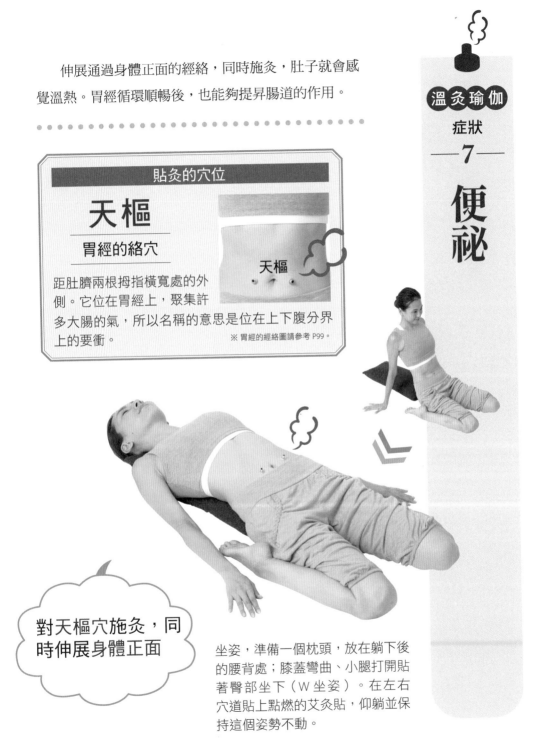

便祕

伸展通過身體正面的經絡，同時施灸，肚子就會感覺溫熱。胃經循環順暢後，也能夠提昇腸道的作用。

貼灸的穴位

天樞

胃經的絡穴

距肚臍兩根拇指橫寬處的外側。它位在胃經上，聚集許多大腸的氣，所以名稱的意思是位在上下腹分界上的要衝。

※ 胃經的經絡圖請參考 P99。

對天樞穴施灸，同時伸展身體正面

坐姿，準備一個枕頭，放在躺下後的腰背處；膝蓋彎曲、小腿打開貼著臀部坐下（W 坐姿）。在左右穴道貼上點燃的艾灸貼，仰躺並保持這個姿勢不動。

溫灸瑜伽

症狀 8

生理痛、更年期症狀

三陰交穴是解決女性特有不適症狀的特效穴道，也稱為「女三里」。改善手腳冰冷、水腫的效果非常好。

坐姿，保持腳底貼合，在腰部後方準備枕頭。在左右穴道貼上艾灸貼之後仰躺，雙手自然放在身側，掌心朝上，保持這個姿勢不動。

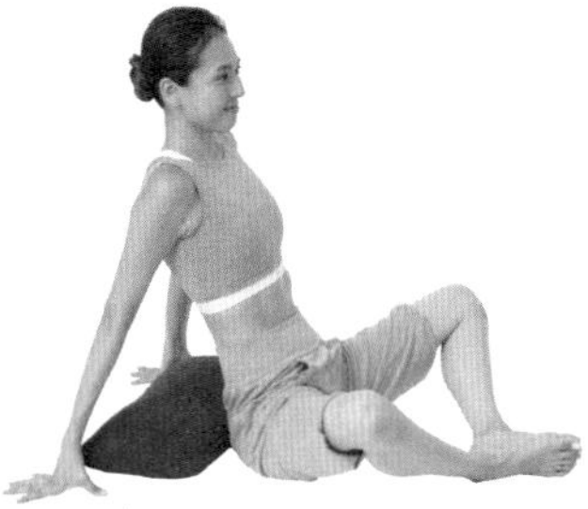

對三陰交穴施灸，同時伸展腿內側

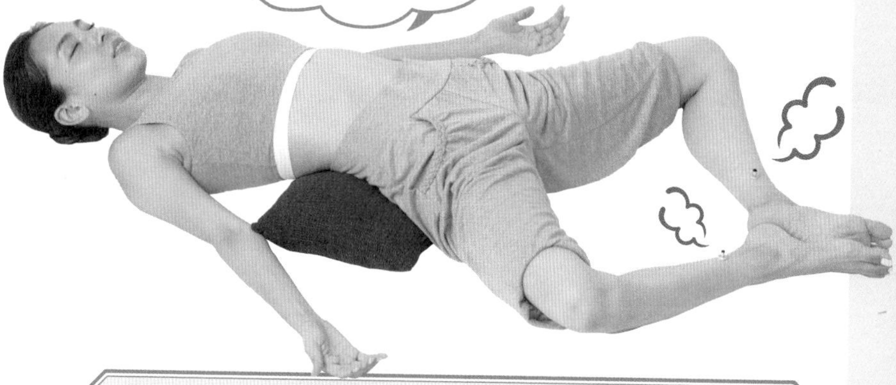

貼灸的穴位

三陰交

脾經的絡穴

距內踝的頂點往上三根拇指橫寬處，在小腿骨的後緣。因為有三條陰經交會在此處，因而得名。

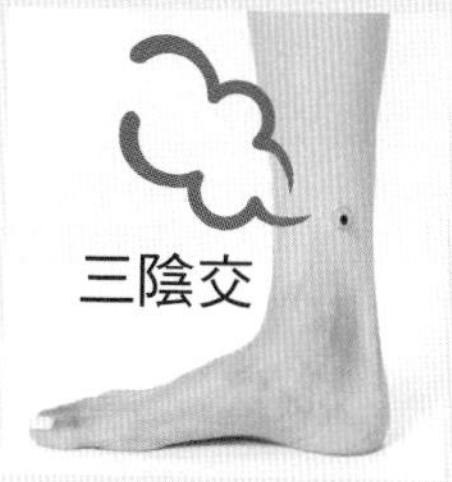

※ 脾經的經絡圖請參考 P99。

溫灸瑜伽

症狀

—9—

泌尿系統毛病

通過大鐘穴所在的腎經，掌管全身水分代謝，能夠排除多餘的水分，控制排尿。而且「腎」還有溫熱身體與臟腑的作用，也能夠順便處理水腫、手腳冰冷問題，加成效果值得期待。

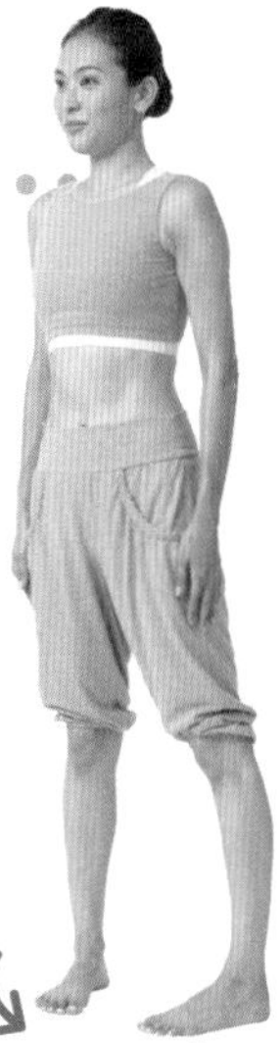

站姿，在左右穴道貼上點燃的艾灸貼，雙腿張開與腰同寬站立。腳尖稍微朝內。

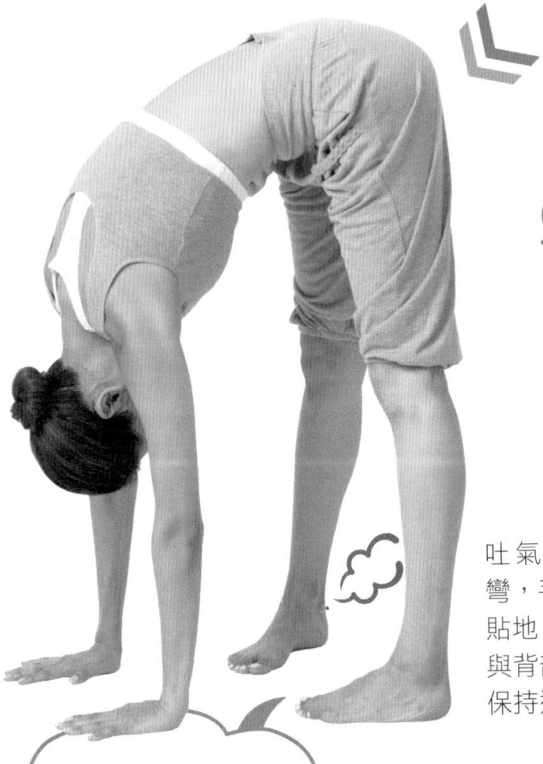

吐氣時，拱背向前彎，手指點地或掌心貼地。伸展雙腿內側與背部相連的經絡，保持這個姿勢不動。

對大鐘穴施灸，同時伸展腿內側

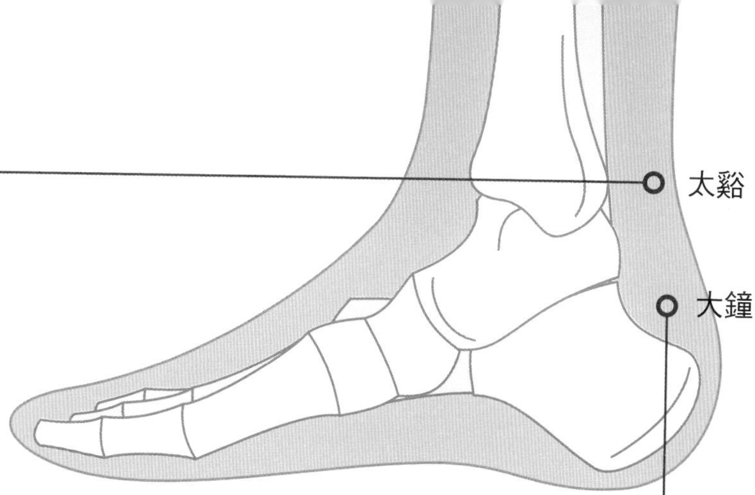

效果更加分

太谿

腎經的穴道

位在腳掌內側，腳踝與阿基里斯腱之間的下凹處。與大鐘穴同時施灸，效果會更好！

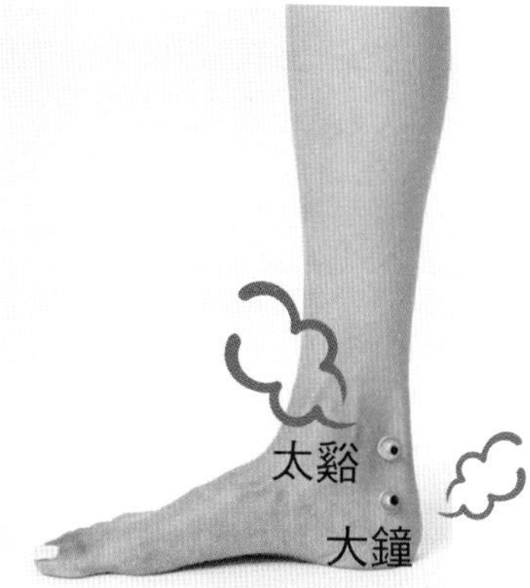

貼灸的穴位

大鐘

腎經的絡穴

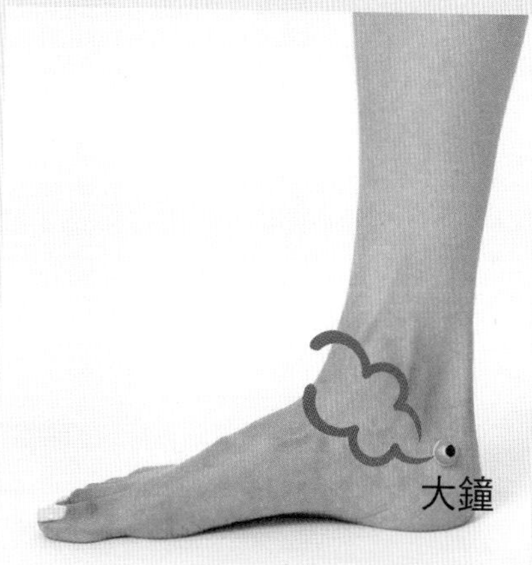

位在腳掌內側，腳跟骨頭上方邊緣，與阿基里斯腱之間的下凹處。

※ 腎經的經絡圖請參考 P107。

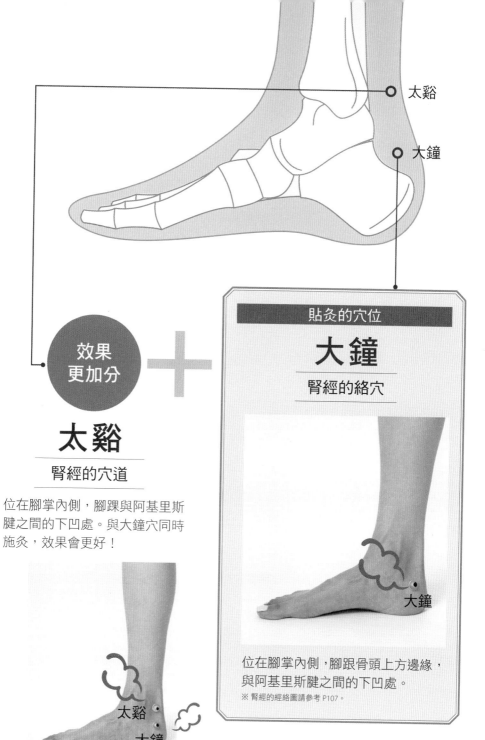

溫灸瑜伽

症狀

—10—

眼睛疲勞

通過大鐘穴所在的腎經，掌管全身水分代謝，眼睛乾澀模糊，或擔心眼睛疲勞時，鎖定與自律神經、肌肉、眼睛息息相關的「肝經」穴道，進行溫灸瑜伽，能夠提高肝臟儲存血液、控制全身循環血量的功能，藉此改善肝臟附近血流不佳的情況。

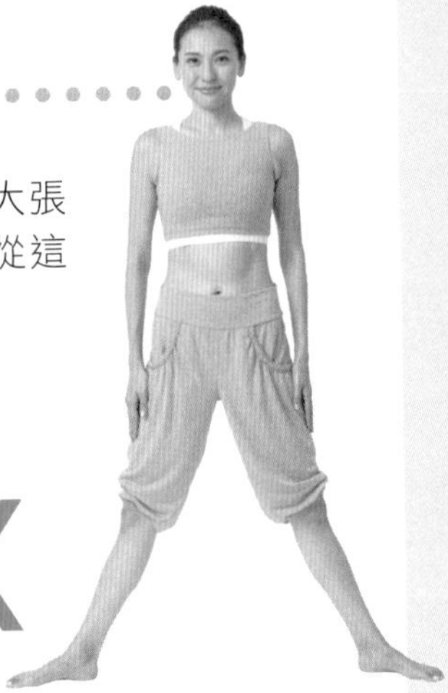

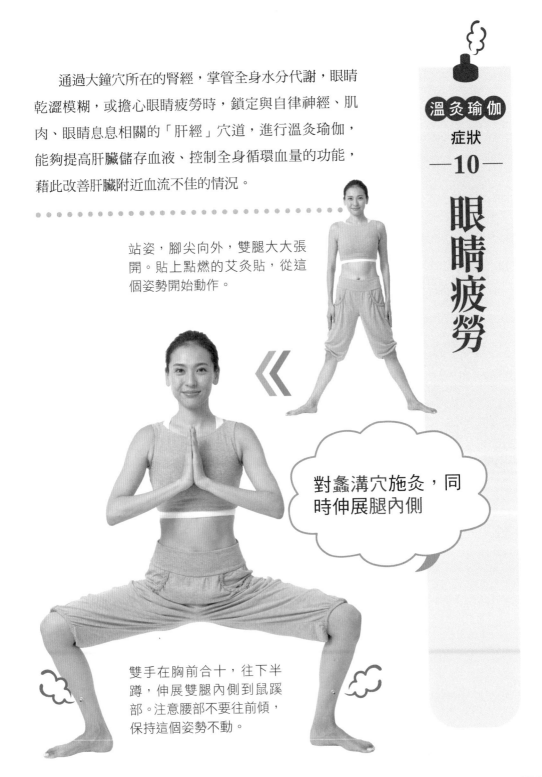

站姿，腳尖向外，雙腿大大張開。貼上點燃的艾灸貼，從這個姿勢開始動作。

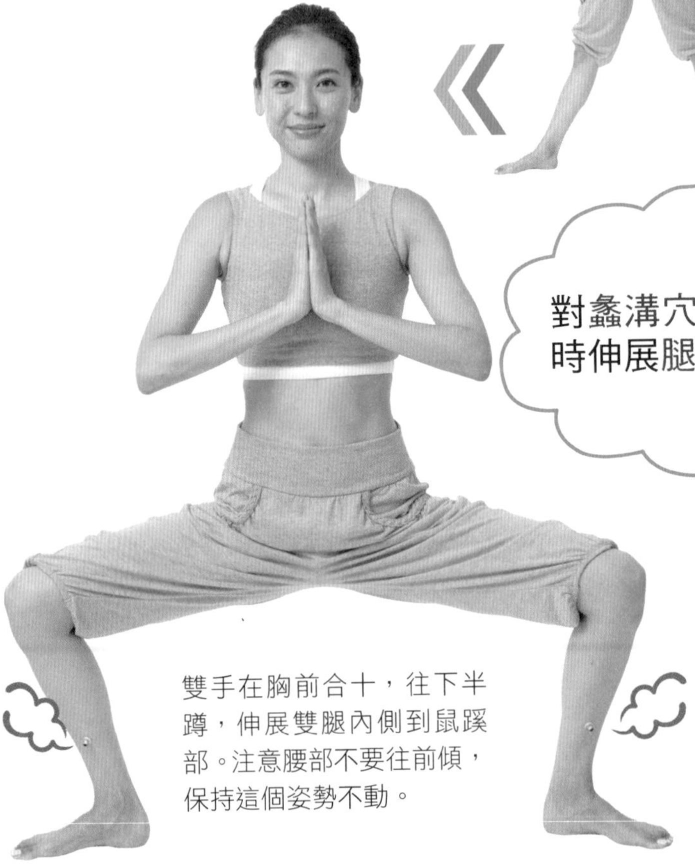

對蠡溝穴施灸，同時伸展腿內側

雙手在胸前合十，往下半蹲，伸展雙腿內側到鼠蹊部。注意腰部不要往前傾，保持這個姿勢不動。

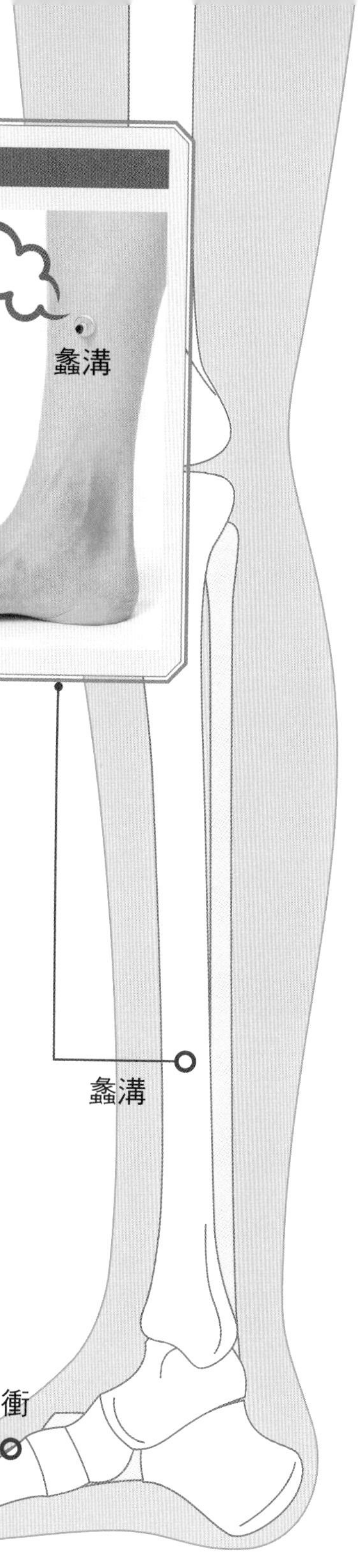

貼灸的穴位

蠡溝

肝經的絡穴

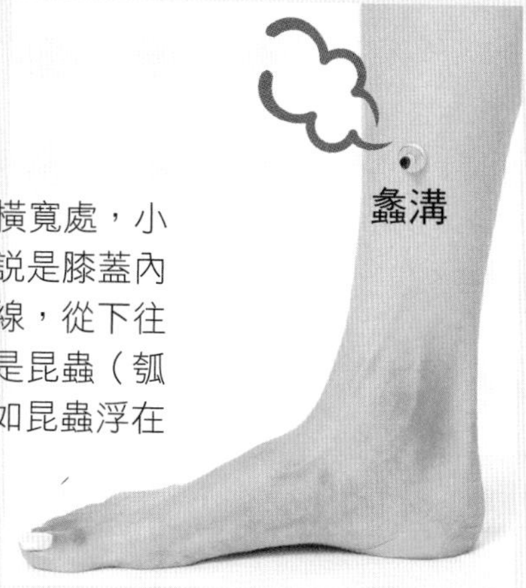

距內踝的頂點往上五根拇指橫寬處，小腿骨內側的正中央。也可以說是膝蓋內側、中央高點與內踝相連的線，從下往上三分之一的位置。「蠡」是昆蟲（瓠瓢）的意思，指穴內的物質如昆蟲浮在水上飄浮不定的樣子。

※ 肝經的經絡圖請參考 P123。

效果更加分

太衝

肝經的原穴

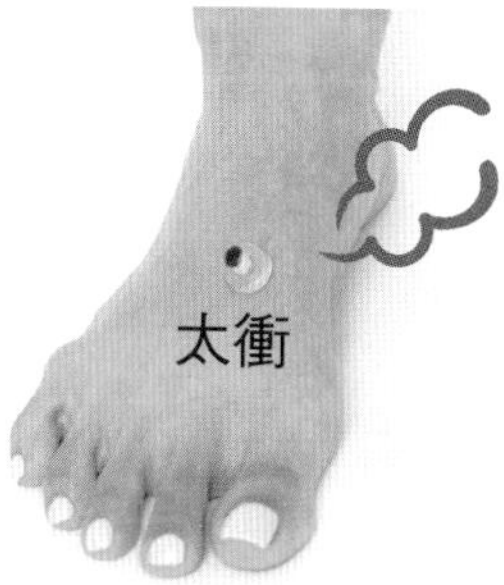

腳背上拇趾與食趾根部骨頭交會點的下凹處。與蠡溝穴同時施灸，效果會更好。

溫灸瑜伽

症狀

—11—

失眠

「心經」掌管情緒、思考、睡眠等腦神經系統。睡前進行溫灸瑜伽，可以放鬆休息，並促進血液循環。

在單邊的穴道貼上點燃的艾灸貼，仰躺，手臂後側貼地，朝頭頂方向伸直，保持這個姿勢不動。

對通里穴施灸，同時伸展手臂後側

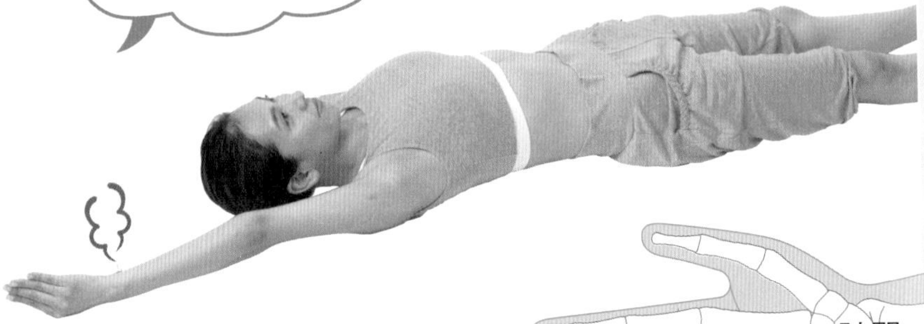

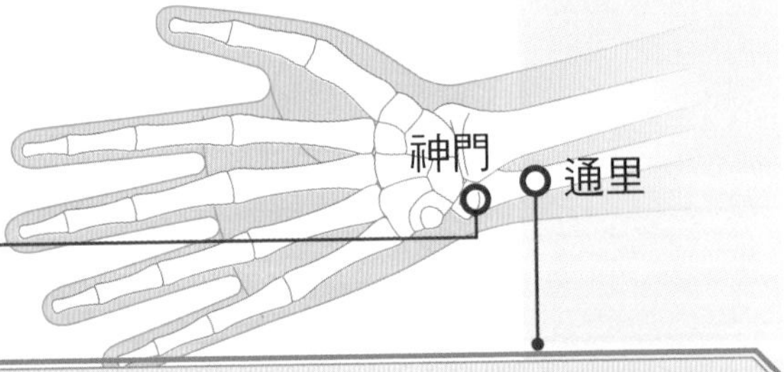

效果更加分

神門

心經的原穴

在手腕橫紋上方，最靠近小指側的肌腱外側邊緣。也是經絡之中，特別會聚集臟腑之氣的「腧穴」。

貼灸的穴位

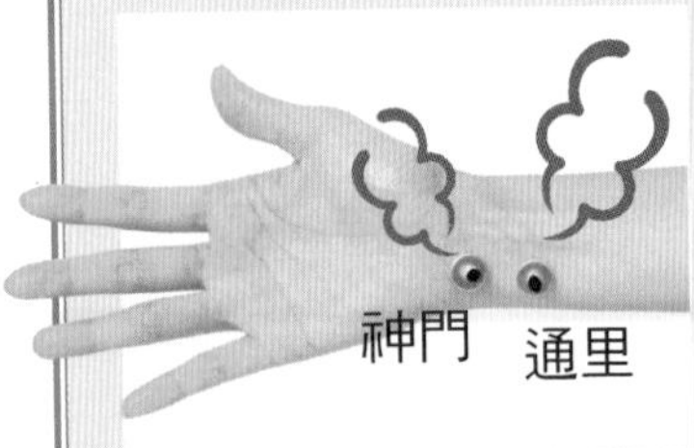

通里

心經的絡穴

在手腕內側小指側的肌腱外側邊緣，距手腕橫紋往上一根拇指橫寬處。

※ 心經的經絡圖請參考 P75。

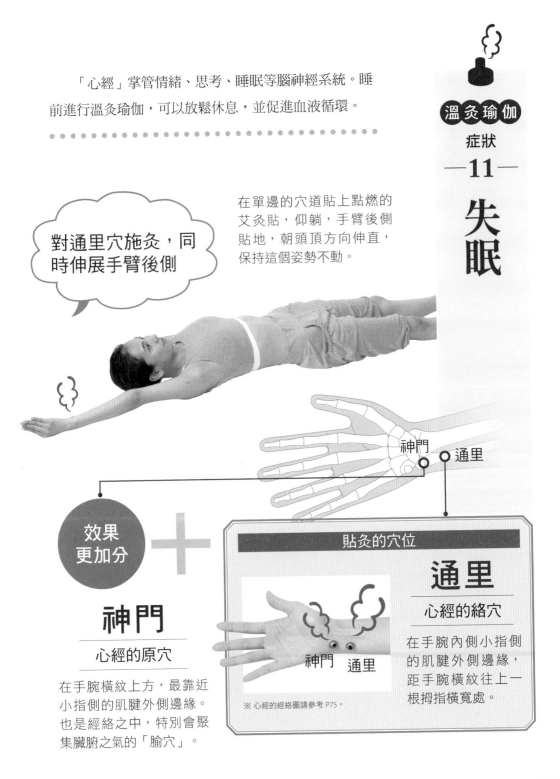

溫灸瑜伽

症狀
—12—

壓力大

從胸部連接手臂內側的「心包經」，會強烈影響精神層面的經絡。一旦感覺心理有狀況，可利用溫灸瑜伽改善此處的循環。

對內關穴施灸，同時伸展手臂內側

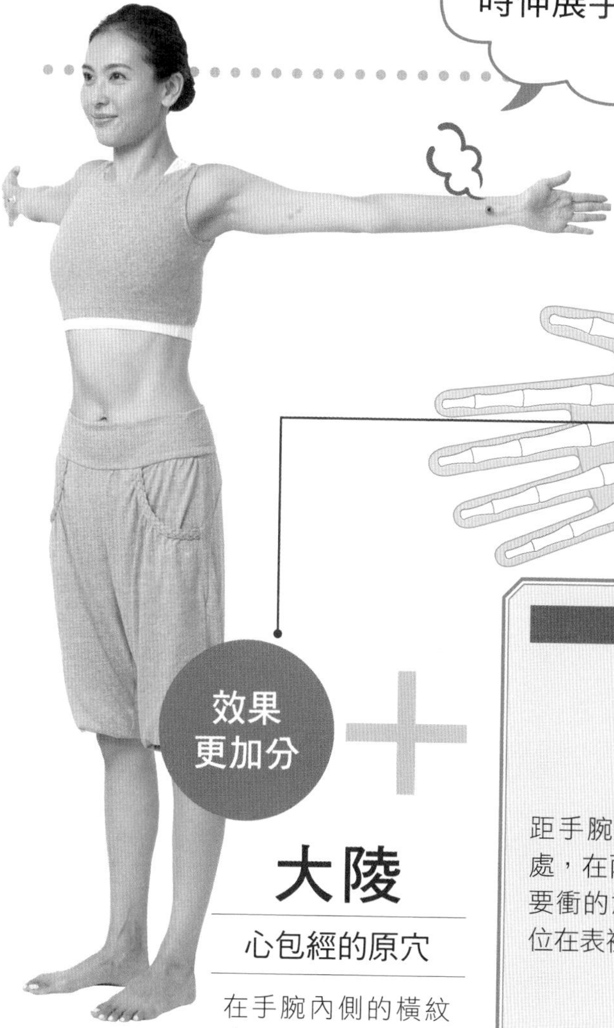

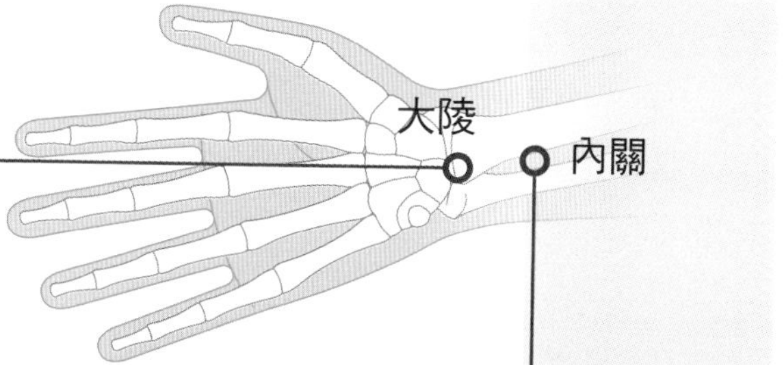

貼灸的穴位

內關

心包經的絡穴

距手腕內側橫紋往上兩根拇指橫寬處，在兩條肌腱的正中央。「關」是要衝的意思，與外關穴（P142）分別位在表裡。

※ 心包經的經絡圖請參考 P83。

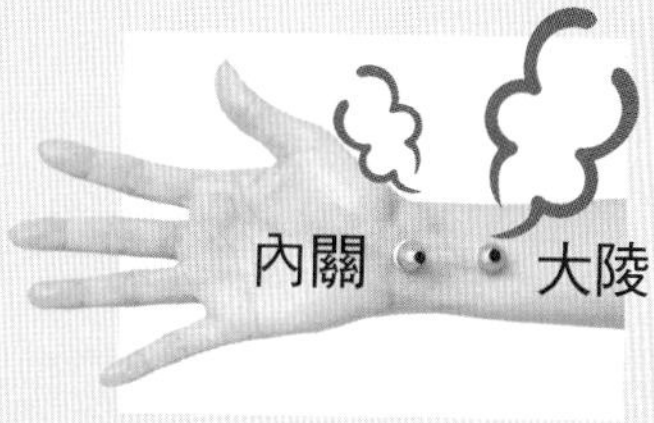

效果更加分 +

大陵

心包經的原穴

在手腕內側的橫紋上，中央的兩條肌腱之間。

溫灸瑜伽

症狀

—13—

皮膚乾燥

「肺經」的作用是負責體內水分循環，也與免疫力息息相關。肌膚乾燥、保護層脆弱等缺水的場合，可利用溫灸瑜伽改善堵塞，讓水分（津液）循環，還給乾燥肌膚水潤。

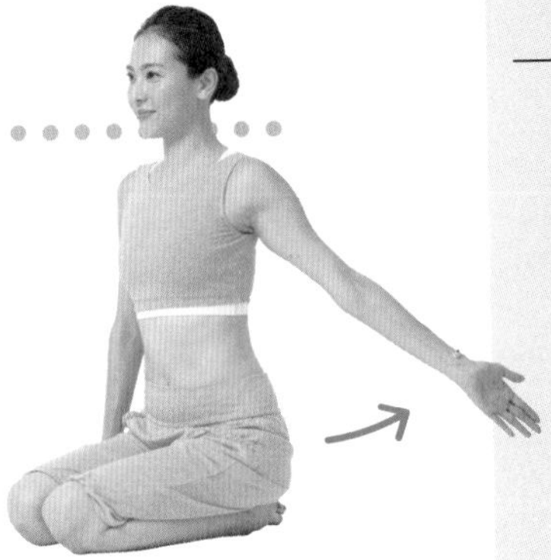

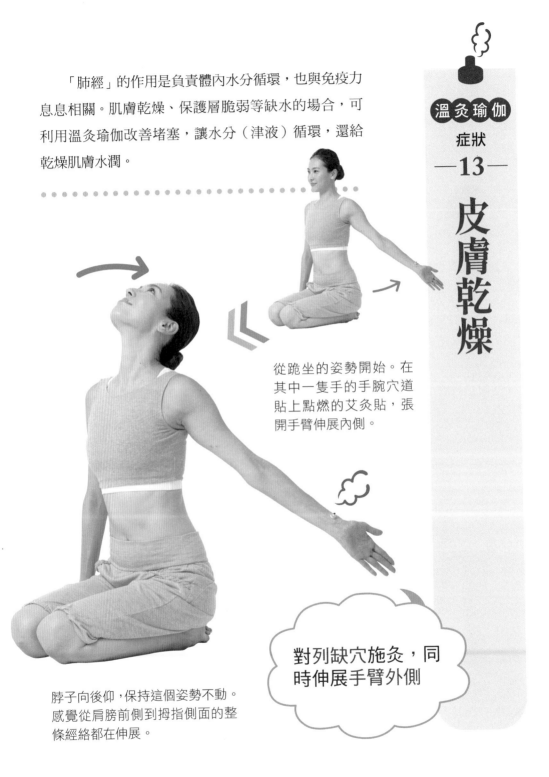

從跪坐的姿勢開始。在其中一隻手的手腕穴道貼上點燃的艾灸貼，張開手臂伸展內側。

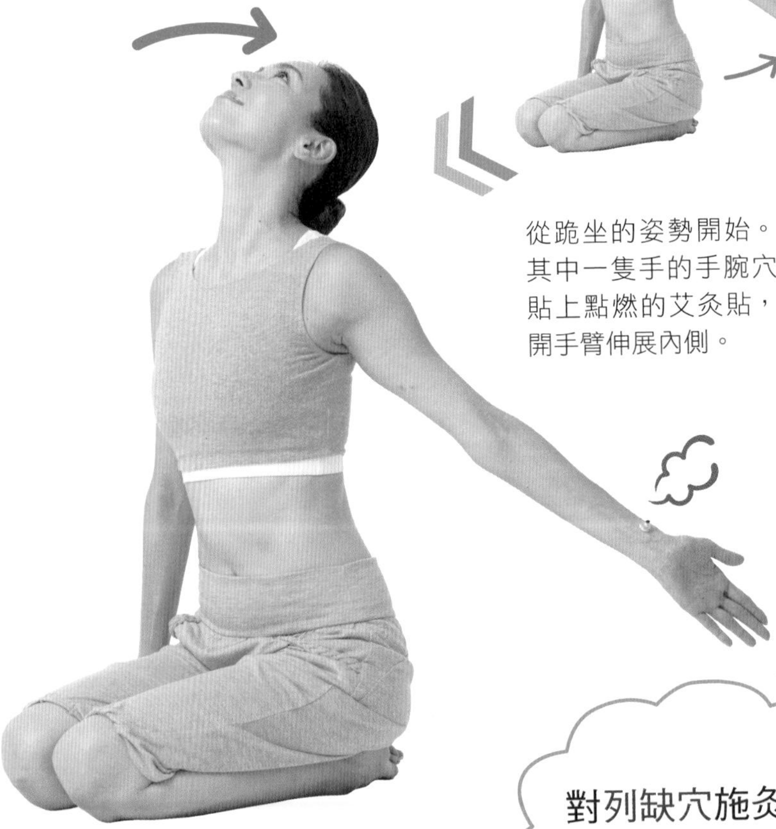

脖子向後仰，保持這個姿勢不動。感覺從肩膀前側到拇指側面的整條經絡都在伸展。

對列缺穴施灸，同時伸展手臂外側

效果
更加分

太淵

肺經的原穴

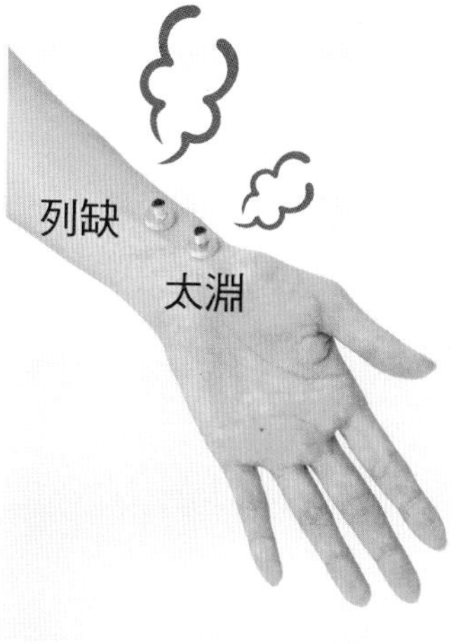

在手腕內側橫紋上，拇指側的骨頭與手腕骨之間的下凹處。與列缺穴同時施灸，效果會更好！

貼灸的穴位

列缺

肺經的絡穴

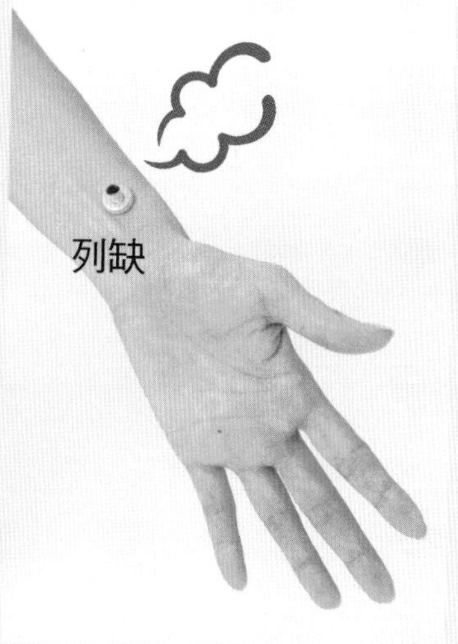

在拇指向外張開時，手腕側面出現的肌腱內側，距手腕橫紋往上一根半拇指橫寬處，位在一觸摸就會出現溝狀凹陷的地方。

※ 肺經的經絡圖請參考 P67。

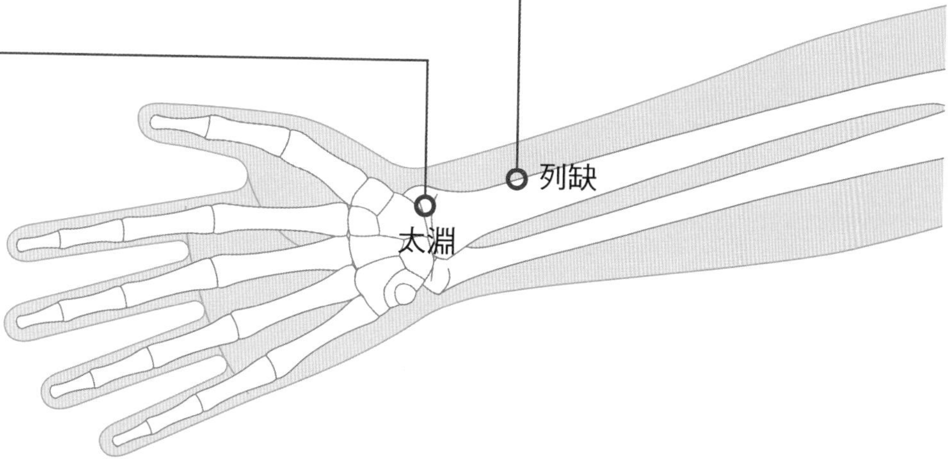

經絡瑜伽對症自療全書

中醫經絡穴道對應瑜伽動作，到位伸展和穴位按壓打通堵塞氣血，一個動作立刻有感！

作　　者／高村昌壽
動作示範／Sogyon
譯　　者／黃薇嬪
封面設計／比比司設計工作室
內文排版／王氏研創藝術有限公司
選書人（書籍企劃）／賴秉薇
責任編輯／賴秉薇

出　　版／境好出版事業有限公司
總 編 輯／黃文慧
主　　編／賴秉薇、蕭歆儀、周書宇
行銷經理／吳孟蓉
會計行政／簡佩鈺
地　　址／10491 台北市中山區松江路 131-6 號 3 樓
粉 絲 團／https://www.facebook.com/JinghaoBOOK
電　　話／(02)2516-6892
傳　　真／(02)2516-6891

發　　行／采實文化事業股份有限公司
地　　址／10457 台北市中山區南京東路二段 95 號 9 樓
電　　話／(02)2511-9798　傳真：(02)2571-3298
電子信箱／acme@acmebook.com.tw
采實官網／www.acmebook.com.tw

法律顧問／第一國際法律事務所 余淑杏律師

ISBN／978-986-06903-5-4
定　　價／380 元
初版一刷／2021 年 9 月

國家圖書館出版品預行編目資料
經絡瑜伽對症自療全書：中醫經絡穴道對應瑜伽動作，到位伸展和穴位按壓打通堵塞氣血，一個動作立刻有感！／高村昌壽著；黃薇嬪譯．-- 初版．-- 臺北市：境好出版事業有限公司出版：采實文化事業股份有限公司發行，2021.09
　面；公分．--
ISBN 978-986-06903-5-4(平裝)
1. 瑜伽

411.15　　110012683